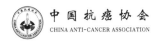

中国抗癌协会
CHINA ANTI-CANCER ASSOCIATION

内分泌保护

中国肿瘤整合诊治技术指南（CACA）

CACA TECHNICAL GUIDELINES FOR HOLISTIC INTEGRATIVE MANAGEMENT OF CANCER

2023

丛书主编：樊代明

主　编：周　琦　陈　兵　王丹波

向　阳　王树森　邹冬玲

U0244940

天津出版传媒集团

天津科学技术出版社

图书在版编目(CIP)数据

内分泌保护 / 周琦等主编. -- 天津 : 天津科学技术出版社, 2023.3

("中国肿瘤整合诊治技术指南(CACA)"丛书 / 樊代明主编)

ISBN 978-7-5742-0950-3

Ⅰ.①内… Ⅱ.①周… Ⅲ.①肿瘤—诊疗②内分泌病—诊疗 Ⅳ.①R73②R58

中国国家版本馆CIP数据核字(2023)第044289号

内分泌保护
NEIFENMI BAOHU

策划编辑：方　艳

责任编辑：胡艳杰

责任印制：兰　毅

出　　版：天津出版传媒集团
　　　　　天津科学技术出版社

地　　址：天津市西康路35号

邮　　编：300051

电　　话：(022)23332695

网　　址：www.tjkjcbs.com.cn

发　　行：新华书店经销

印　　刷：天津中图印刷科技有限公司

开本 787×1092　1/32　印张6.875　字数70 000

2023年3月第1版第1次印刷

定价：76.00元

编委会

丛书主编
樊代明

主　编
周　琦　　陈　兵　　王丹波　　向　阳　　王树森　　邹冬玲

副主编（以姓氏拼音为序）
蔡红兵　　蔡建良　　李乃适　　李　强　　李因涛　　鹿　斌
辇伟奇　　蒲丹岚　　孙　阳　　谭惠文　　王　莉　　吴绮楠
夏百荣　　徐书杭　　颜新林　　杨　雁　　张师前　　赵健洁
周坚红

编　委（以姓氏拼音为序）
常　静　　陈　杰　　陈　洁　　陈莉丽　　陈　锐　　陈　勇
陈月梅　　程　艺　　仇　胜　　丛　丽　　代　喆　　范江涛
龚　奕　　郭　莉　　韩　睿　　胡东晓　　黄　炜　　季欢欢
季立津　　贾运涛　　简　丽　　蒋翠萍　　蒋　娟　　蒋　升
雷小添　　冷蔚玲　　黎英荣　　李　冲　　李　封　　李　静
李俊东　　李力今　　李　林　　李　凌　　李　娜　　李晓林
李秀琴　　李艳娇　　李咏生　　李长忠　　李　政　　廖　鑫
廖　涌　　刘　斌　　刘芳容　　刘光辉　　刘乃富　　刘小军
龙行涛　　娄　阁　　马德琳　　马晓欣　　潘红艳　　彭　澎
秦健勇　　荣贵川　　尚忠明　　盛　巍　　宋　萃　　宋　坤

孙蓬明　唐凤　唐秋姗　唐万燕　滕小春　田建卿
万静　万沁　万学思　汪洋　王东林　王海霞
王罩　王小元　王新军　王雪芹　王弋　王颖梅
王于　王中京　魏静　魏薇　吴婉莉　吴雪清
吴永忠　席家庄　谢志君　徐春　徐勇　杨冰
杨刚毅　杨隽钧　杨梦柳　杨涛　杨薇　杨卓
于常华　于萍　俞梅　曾宇　张红敏　张辉
张劼　张婕　张琼　张素珍　张秀红　张燕
张友忠　赵伟鹏　赵辛元　赵秀娟　钟历勇　周广举
周杨洋　祝之明

目录 Contents

第一章

肿瘤相关内分泌代谢系统损伤概述

内分泌是指人体内分泌腺及某些脏器中内分泌组织将其分泌产物（激素）直接释放入血的分泌方式，由经典内分泌腺、弥散性神经—内分泌细胞系统和具有合成和分泌激素能力的其他细胞和组织等组成。

调控机制包括：①经典激素的反馈性调节；②神经—内分泌—免疫系统的网络性调控；③局部组织的旁分泌/自分泌调节。

内分泌疾病诊断包括四个层次：①功能诊断：如症状与体征、相应实验室检查如激素及其相关生化指标测定和各种动态试验（兴奋试验和抑制试验）；②病因诊断：如基因检测、细胞染色体核型检查、自身抗体检测；③定位诊断，如影像学检查、放射核素扫描、穿刺细胞学检查、选择性静脉插管激素测定；④病理诊断，如细胞学诊断、组织学诊断。

治疗原则包括：①病因治疗；②功能减退性内分泌疾病的治疗；③功能亢进性内分泌疾病的治疗；④放射治疗；⑤介入治疗。

内分泌受新陈代谢（简称代谢）调控。新陈代谢是人体生命活动的基础，包括物质合成代谢和分解代谢两个过程。合成代谢是通过众多化学反应，将小分子合成为较大分子并转化为自身物质的过程；分解代谢是体内糖原、蛋白质和脂肪等大分子物质分解为小分子物质的降解反应。其中某一环节或多个环节出现障碍，则引起代谢性疾病，包括：糖代谢障碍、脂肪代谢障碍、蛋白质代谢障碍、水盐代谢障碍、其他代谢障碍。诊断原则包括：病因和诱因、发病机制主要环节、发展阶段和具体病情，实验室检查是确诊依据。

防治原则包括：①病因和诱因防治；②临床前期和早期防治；③针对发病机制的治疗；④遗传咨询和生育指导。

内分泌代谢紊乱与肿瘤发生发展密切相关。随着科技发展，该科学问题越来越受重视，尤其在肿瘤发生发展及治疗过程中出现的内分泌激素和各种能量物质的代谢障碍：如糖、脂肪、蛋白质等能量物质的代谢异常对恶性肿瘤发生发展和转移的影响，各种肿瘤合并内分泌代谢病（如肿瘤合并高血糖或糖尿病），以及在肿瘤治疗中出现的内分泌代谢问题（如放化疗引起的垂体-肾上腺/性腺功能减退，肿瘤治疗相关性高血糖或糖尿病，免疫检查点抑制剂导致的多种内分泌代谢不良反应等）引起了越来越多的关注。

第二章

肿瘤相关性糖代谢紊乱

一、肿瘤合并高血糖

（一）定义与病因

肿瘤合并高血糖是指患者发生肿瘤之前或被诊断恶性肿瘤时就已出现高血糖或诊断为糖尿病，排除肿瘤本身及肿瘤治疗过程导致的高血糖。糖尿病患者恶性肿瘤发生率明显增加，在2型糖尿病中男性患前列腺癌、血液癌、皮肤癌、甲状腺癌、肾癌、肝癌、胰腺癌、肺癌、结直肠癌和胃癌的风险增加；女性患结直肠癌、乳腺癌、子宫内膜癌、宫颈癌、鼻咽癌、肝癌、食管癌、甲状腺癌、肺癌、胰腺癌、淋巴瘤/白血病和胃癌的风险增加。高血糖状态增加患肿瘤风险，空腹血糖大于6.1~7.0 mmol/L的肿瘤患者死亡风险也同样增加。

糖尿病与非糖尿病患者相比，肿瘤确诊时肿瘤组织学分级更高、分期更晚，血糖控制不佳手术后并发症、非计划再次手术率和病死率增加1.5倍，围术期不良结局显著增多，恶性肿瘤合并糖尿病人群生存期明显缩短，生存率明显下降。高血糖可加剧术后或化疗后感染风险，营养状况恶化，增加癌痛程度。因此，糖尿病和/或高血糖与多种恶性肿瘤不良预后关系密切。

（二）诊断与鉴别诊断

1.诊断标准

参考2020年中华医学会糖尿病学分会诊断标准。

（1）肿瘤相关高血糖：肿瘤患者静脉血浆葡萄糖随机（PG）大于或等于7.8 mmol/L或空腹大于或等于6.1 mmol/L，（随机血糖：不考虑上次进食时间任一时相血糖；空腹血糖：禁热量摄入至少8小时）。

（2）肿瘤相关糖尿病：肿瘤患者有典型糖尿病症状（多饮、多尿、多食、不明原因体重下降），满足任一条件：①随机PG大于或等于11.1 mmol/L。②空腹PG大于或等于7.0 mmol/L；或OGTT时，2小时静脉血浆葡萄糖（2 hPG）大于或等于11.1 mmol/L。③糖化血红蛋白大于或等于6.5%，无典型症状者，需复查确认。

2.鉴别诊断

（1）应激性血糖升高：见于脑出血、麻醉、大量消化道出血、骨折、手术等应激情况时，血糖呈暂时性升高，部分甚至发展成糖尿病。

（2）其他因素所致的高血糖：高糖饮食、药物损伤、肝功异常、胰腺损伤、类固醇性高血糖。

（3）类固醇性高血糖/糖尿病还可能伴满月脸、向心性肥胖、高血压等症状。

（三）分层管理

总体原则：对肿瘤合并高血糖患者血糖控制应细化分层管理，血糖目标须满足患者需求和偏好，强调基于肿瘤状态与特征的个体化目标管理，综合平衡治疗风险和益处，优化患者参与度和自我管理效能。

恶性肿瘤患者血糖控制目标包括三个层次：严格、一般、宽松。严格控制目标：空腹或餐前血糖：4.4~6.1 mmol/L，餐后 2 小时或随机血糖：6.1~7.8 mmol/L，糖化血红蛋白：小于7.0%；一般控制目标：空腹或餐前血糖：6.1~7.8 mmol/L，餐后 2 小时或随机血糖：7.8~10.0 mmol/L，糖化血红蛋白：7.0%~8.0%；宽松控制目标：空腹或餐前血糖：7.8~10.0 mmol/L，餐后 2 小时或随机血糖：7.8~13.9 mmol/L，糖化血红蛋白：8.0%~9.0%。

根据患者的手术类型、放化疗方案、是否需进 ICU 等情况，结合恶性肿瘤患者的具体病情，包括院内外血糖水平和内外科情况等制定血糖控制目标。调整原则：在可接受治疗方案下安全达到更严格的目标，预期寿命足以从严格目标中获益，推荐更严格目标；如果强化目标所带来益处会致患者预期寿命无法实现，风险和负担超过了潜在益处，则建议宽松目标。具体为：院外病情稳定带瘤生存的患者，应采取严格的控制目标；新诊断、非老年、无并发症及伴发其他疾病，降糖治疗无低血糖风险，应采取严格的控制目标；心脑血管病高危人群，伴稳定心脑血管疾病，采取一般的控制目标；低血糖高危人群、合并心脑血管疾病者，应采取宽松的控制目标；特殊治疗期间如使用糖皮质激素、大中小手术、器官移植手术、放疗、化疗、靶向治疗、免疫治疗，应采取一般的控制目标；大于75岁或胃肠内、外营养患者，应采取宽松的控制目标。入住外科ICU，采取一般的控制目标，入住内科ICU，应采取宽松的控制目标。

健康教育并提供糖尿病自我管理教育，评估患者自我管理知识和行为能力。

（四）血糖控制

血糖控制可通过糖化血红蛋白（HbA1C）、糖化白蛋白（GA）、持续血糖监测（CGM）和自我血糖监测（SMBG）进行。

1）HbA1C反映取血前8~12周平均血糖水平。

2）GA反映近2~3周的血糖水平。

3）SMBG可用于自我管理和药物调整，特别在评估

1型糖尿病肿瘤患者和血糖波动较大、难以控制、低血糖风险高的肿瘤患者治疗有效性和安全性上起重要作用。

4）肿瘤患者合并高血糖应行病情评估，除年龄、预期寿命、是否存在器官功能不全、是否需行手术，还应考虑患者营养状态、进食情况（禁食、正常摄食，或胃肠外营养）等。

5）肿瘤诊治中出现或伴随的应激事件（如放化疗、靶向治疗、糖皮质激素应用，免疫治疗、手术等）可能会恶化血糖控制，导致酮症酸中毒或非酮症性高血糖高渗状态，危及生命。

6）任何导致血糖控制恶化情况都需增加监测血糖频率；易生酮症者需监测尿酮或血酮。

7）重视多学科团队包括肿瘤专科与糖尿病专科的联合诊断与治疗。

（五）放化疗期间血糖管理

肿瘤患者在化疗或放疗期间，高血糖定义为随机血糖水平大于或等于 7.8 mmol/L，血糖持续监测高于这一水平应十预，若入院 HbA1C 大于或等于 6.5%，表明糖尿病发病早于住院治疗。胰岛素是住院患者控制血糖的首选疗法，基础胰岛素或"基础+餐时"方案是非危重病住院患者首选方案。为保证住院患者良好的营养摄入，建议使用胰岛素泵治疗。

正常进食患者，胰岛素注射应与进餐一致，如进食摄入量很低，在进食后立即注射餐时胰岛素更安全，并据摄入食量大小调整剂量。不能进食或正接受持续肠内/肠外营养，每4~6小时注射一次以纠正高血糖；预混胰岛素方案不推荐住院期间使用，因低血糖发生率显著增加。

降糖方案的选择如下。

1）胰岛素治疗：持续静脉胰岛素输注多用于危重症患者，根据血糖波动及时调整胰岛素剂量。从静注到皮下注射胰岛素过渡方案的制定：当血糖稳定达标，在停止静脉输注胰岛素2小时前给予患者皮下注射基础胰岛素，根据最后6小时胰岛素输注率计算基础胰岛素剂量。注意胰岛素治疗期间的低血糖（血糖水平小于3.9 mmol/L），实施低血糖预防和管理流程。采用《中国2型糖尿病防治指南（2020版）》对于低血糖症的分级：1级：血糖浓度3.0~3.9 mmol/L；2级：血糖浓度小于3.0 mmol/L，可存在导致的中枢神经系统症状；3级：没有特定的血糖界限，出现以精神和/或身体功能改变为特征的临床事件，需要他人的帮助才能康复。

2）非胰岛素降糖方案：在糖尿病专科医生指导下使用非胰岛素降糖药物，如胰岛素促泌剂，二甲双胍，α糖苷酶抑制剂，胰高血糖素样肽1（GLP-1）受体激动剂和二肽基肽酶4（DPP-4）抑制剂，钠-葡萄糖转运蛋白2（SGLT2）抑制剂，合并酮尿症或酮症酸中毒者、长期禁食、手术过程中应避免使用。合并心衰慎用沙格列汀和阿格列汀。对血容量不足患者，用SGLT2抑制剂治疗前应纠正。

（六）围术期管理

血糖控制目标：普通手术采用宽松标准。

术前最后一次给予胰岛素应减量25%，使围术期血糖水平在目标范围内，低血糖风险降低。基础胰岛素加餐前短效或速效胰岛素（基础联合餐时）方案与多次短效胰岛素注射方案相比，可改善血糖控制和降低围术期并发症发生率。

手术日停止口服降糖药，给予一半剂量的中效胰岛素（NPH）或75%~80%剂量的长效类似物或泵基础胰岛素。对于持续时间长的大手术、术后无法恢复进食的糖尿病患者，手术日换用短效胰岛素持续静脉泵注。

避免术前长时间禁食，糖尿病患者择期手术应优先安排在当日第一台进行。

特殊处理：术前对有缺血性心脏病的高危糖尿病患者，有自主神经病变或肾衰患者，应行风险评估。在无麻醉风险情况下二甲双胍应在手术当天保留；肾功能不全者术前24~48小时停用二甲双胍；术前3~4天停用SGLT-2抑制剂。目前还无围术期GLP-1或超长效胰岛素类似物使用和/或对血糖影响的数据。

（七）肠内/肠外营养

接受肿瘤治疗患者需肠内/外营养，建议肠内营养者目标血糖范围为6~12 mmol/L，为谨慎避免低血糖，可放宽血糖控制范围。二甲双胍可显著改善血糖控制，低血糖风险较低。

对需胰岛素治疗的肠内/外营养患者，方案的选择上应注意：①在喂养起点和中间可用预混或基础胰岛素，大多数接受基础胰岛素治疗患者应继续使用基础剂量；②每日营养成分中的胰岛素剂量可计算为配方奶粉中每10~15 g碳水化合物配方1单位胰岛素；对于1型糖尿病患者来说，即使停止进食，也要继续接受基础胰岛素治疗，也可建议每天使用两到三次NPH胰岛素（每8或12小时一次），根据血糖情况调整胰岛素剂量；③若需要控制餐后血糖升高，使用人常规胰岛素或普通胰岛素应每6小时皮下注射一次；④对接受肠内导管进食者，每次喂食前应根据每10~15 g碳水化合物换算约1单位常规人胰岛素或速效胰岛素的比例进行皮下注射。

为防止肠内营养患者低血糖，应加强血糖监测频率。如果发生低血糖，则通过营养管快速给15~20 g碳水化合物，或肌内注射胰高血糖素或口服葡萄糖。

（八）高血糖危象处理

高血糖危象指发生糖尿病酮症酸中毒（DKA）与高渗性高血糖状态（HHS）两种病态表现差异，从正常血糖或轻度高血糖和酸中毒到严重高血糖、脱水和昏迷，需要根据仔细的临床和实验室评估进行个体化治疗。管理目标包括恢复循环容量和组织灌注，纠正高血糖，纠正电解质失衡和酸中毒。

治疗合并症，防范败血症、心肌梗死或中风等潜在的原因很重要，以下几点需要注意：①对患DKA或HHS危重患者和精神迟钝患者，推荐持续静注胰岛素；②成功将患者从静注胰岛素过渡到皮下注射胰岛素需在停止静脉输注胰岛素前2~4小时给予基础胰岛素，以防止再发酮症酸中毒和反跳性高血糖；③无并发症DKA患者使用皮下注射胰岛素治疗，比静脉输注胰岛素更安全、更具成本效益，同时需要频繁床旁血糖监测；④对任何并发感染的患者给予治疗同时应行适当随访，以避免复发性DKA；⑤在DKA患者中过早使用碳酸氢盐对酸中毒缓解或减少出院时间方面无明显获益，因此一般不建议常规使用碳酸氢盐。

（九）筛查与随访管理

鼓励糖尿病患者接受肿瘤筛查和随访管理，积极控制肿瘤风险高危因素包括肥胖、缺乏体育锻炼和吸烟等。对已合并高血糖和糖尿病的肿瘤患者，由于高血糖和糖尿病会影响患者预后，应强调长期预防的重要性，包括糖尿病高危人群和合并高血糖的肿瘤患者进行长期筛查和随访管理。

随访内容如下。

1）营养状况和体重变化，是否发生脱水、纳差、感染等可能诱发急性并发症的情况。

2）自我血糖监测结果的评价，评估血糖控制是否达标。

3）查看近期变更的控肿瘤治疗中可能引起高血糖的药物，是否需要相应调整降糖方案。

4）发生低血糖，确定低血糖发生的原因并采取处理措施。

5）评估降糖治疗方案有效性和患者依从性，监测降糖药物副反应；根据患者肿瘤病情和控肿瘤治疗方案变化调整控糖目标。

6）提供饮食、运动生活方式，并发症预防的健康指导。

7）检测酸碱电解质紊乱、肝功、肾功、电解质、静脉空腹血糖等，每2~3月检测HbA1c。

8）每年检测尿微量白蛋白尿或白蛋白/肌酐比值，眼底筛查每年一次。既往无糖尿病史者，应于基线及每次就诊时检查血糖（推荐糖化血红蛋白检测）、询问患者低血糖/高血糖征兆及症状；具体目标参见分层管理章节。

二、肿瘤相关高血糖

（一）定义与病因

肿瘤相关高血糖定义为肿瘤疾病机制导致的血糖升高或糖尿病，需与合并糖尿病及所致糖尿病鉴别。

肿瘤本身对糖代谢的影响与肿瘤细胞能量代谢特点、分泌异位激素及瘤细胞的破坏作用密切相关。肿瘤患者血糖升高也与瘤细胞在有氧条件下摄取葡萄糖并产生乳酸有关。常见于嗜铬细胞瘤、肾上腺皮质瘤、垂体瘤、胰高糖素瘤等引起儿茶酚胺激素、肾上腺皮质激素、胰高糖素拮抗胰岛素等升糖激素分泌增加，或小细胞肺癌等神经内分泌瘤异位分泌的激素如胰高血糖素、促肾上腺皮质激素、肾上腺皮质激素、异源生长激素、血清胰淀粉样肽等，这些激素可诱发胰岛素抵抗，引起糖代谢异常、血糖升高。此外，发生于胰腺的肿瘤，随瘤细胞生长可直接破坏胰腺 β 细胞，使胰岛素合成和分泌减少，血糖升高。

（二）诊断与治疗

肿瘤本身所致高血糖的诊断标准和血糖控制与肿瘤合并高血糖相同。

肿瘤本身所致高血糖其病因与合并高血糖有实质差别，治疗上又有其特殊性，主要表现在原发恶性肿瘤治疗后血糖控制可能会随各种升糖激素下降得到一定程度好转或缓解。

生长激素瘤导致的生长激素分泌增加，在未治疗前出现糖尿病的症状与临床表现，但手术治疗或放化疗后，部分患者血糖可完全正常，需停用降糖药物。此类因肿瘤本身导致的高血糖需进一步分类。

1）病因为神经内分泌瘤分泌各种升糖激素释放过多导致的血糖升高，原发病控制后需重新评估血糖状态及胰腺功能，决定是否需要继续降糖药物治疗。

2）病因为胰腺本身肿瘤所致血糖升高，目前存在争议，认为胰腺癌是糖尿病的诱因，新发糖尿病患者在1~3年内被诊断为胰腺癌的风险较正常人高5~8倍，且在胰腺癌手术切除后，部分患者血糖可得到改善。因此对胰腺本身肿瘤导致的糖尿病在全切手术后必须长期胰岛素替代治疗，但对部分切除及继续需要放化疗者也需动态评估胰腺分泌功能及血糖状态，及时调整治疗方案。

三、肿瘤治疗相关性高血糖

（一）定义与病因

肿瘤治疗引起的高血糖指在诊断恶性肿瘤时不存在高血糖和/或糖尿病，在肿瘤治疗过程中因治疗导致的胰腺损害逐渐出现的血糖升高及糖尿病。目前无专门针对所有肿瘤治疗导致的糖尿病患病率相关流行病学调查，尤其是在免疫检查点抑制剂广泛应用于各类恶性肿瘤治疗后，治疗引起的高血糖发生率呈逐年增加趋势。根据治疗方式不同将肿瘤治疗相关高血糖分为：手术相关性、放疗相关性、化疗药物相关性、靶向药物相关性、内分泌治疗相关性及免疫治疗相关性高血糖。

（二）诊断与治疗

1.手术治疗相关性高血糖

患者由于手术造成创伤、术后疼痛和自身焦虑、抑郁、自卑等负面情绪导致处于一种应激状态，致使下丘脑-垂体-肾上腺皮质轴和交感神经系统激活出现高血糖。与交感神经兴奋激活下丘脑-垂体-肾上腺皮质轴，释放大量升糖激素，通过作用于胰岛 β 细胞膜上的 α 受体抑制胰岛素分泌，同时胰高糖素与肝细胞膜上胰高糖素受体结合，激活糖异生有关的酶使血糖升高有关。此外，手术应激导致机体释放大量损伤胰岛 β 细胞的促炎性细胞因子，诱导胰岛 β 细胞凋亡，并通过STAT3-SOCS3信号通路影响胰岛素受体信号通路的传导，增加胰岛素抵抗，降低外周葡萄糖利用率；以上因素共同导致胰岛素分泌减少，引起血糖升高。

2.放疗相关性高血糖

放疗与糖尿病相关，机制仍不清楚，可能与细胞直接损害及患者自身免疫障碍相关。另外，放疗引起的炎症可能需要糖皮质激素治疗，也是诱发高血糖的原因之一。

3.化疗药物相关性高血糖

化疗药物，如顺铂、5-氟尿嘧啶、紫杉醇、环磷酰胺、甲氨蝶呤、左旋门冬酰胺酶、强的松等可诱发糖尿病。其机制包括药物的直接毒性：铂类、环磷酰胺等在杀伤肿瘤细胞的同时损伤了胰岛 β 细胞，导致胰岛素分泌减少。药物的间接毒性：化疗药物引起肝功能损伤诱发糖代谢异常，导致葡萄糖的摄取和肝糖原合成发生障碍，使血糖升高。另外，化疗过程中常使用糖皮质激素作为佐剂，减少了组织对糖的利用和加速肝糖异生也是血糖升高的重要原因。

4.靶向药物相关性高血糖

mTOR 抑制剂（依维莫司和替西罗莫司）和酪氨酸激酶抑制剂（尼罗替尼和帕唑帕尼）可出现血糖升高的副反应，主要是由于抑制 mTORC1，减少细胞内胰岛素信号通路，增加胰岛素抵抗，直接影响胰腺 β 细胞分泌胰岛素。靶向 PI3K/Akt 信号抑制剂也可诱导高血糖，此类药物可阻止骨骼肌、脂肪细胞和心肌细胞等胰岛素介导的葡萄糖摄取，引起血糖升高。靶向 IR 或 IGF-1R 治疗致高血糖发生率更高。

5.内分泌治疗相关性高血糖

大剂量糖皮质激素导致高血糖和胰岛素抵抗。雄激素剥夺疗法治疗前列腺癌，LHRH 激动剂是下丘脑分泌的激素，对睾酮抑制后血糖升高与胰岛素抵抗有关。同样用于女性乳腺癌及子宫内膜癌相关内分泌治疗性药物也有类似升糖机制。

6.免疫治疗相关性高血糖

免疫检查点抑制剂诱导的糖尿病主要表现为严重且持续的胰岛素缺乏，可诱发自身免疫性糖尿病，与其他肿瘤治疗引起的高血糖表现有很大差别。其特征为：①糖尿病酮症酸中毒（DKA），或胰岛素 C 肽水平低或缺乏，多数患者急性起病，临床表现多样，起病前可无流感样症状。患者可在短时间内出现高血糖或 DKA，糖化血红蛋白可正常轻度或明显升高；②在急性诊断期后至少数周至数月出现胰岛素依赖，胰岛功能衰竭快，多数患者起病时 C 肽水平低或检测不出，几乎无残存胰岛功能，需要依赖胰岛素治疗；③几乎不可逆且类固醇激素治疗不能逆转细胞功能障碍；④免疫抑制剂诱导的糖尿病患者中49%存在胰岛自身抗体呈阳性；以谷氨酸脱羧酶抗体（GAD65抗体）最常见；⑤易合并其他内分泌腺体受损，包括甲状腺、垂体、肾上腺等，其中甲状腺损伤发生率较高。

（三）血糖管理与治疗

肿瘤治疗引起的高血糖及糖尿病，与肿瘤合并高血糖及糖尿病在诊断标准与分层管理、血糖控制方面并无差别，详见"肿瘤合并高血糖"章节。

针对免疫检查点抑制剂诱发的自身免疫性糖尿病，需按1型糖尿病管理，推荐终身胰岛素替代治疗。

第三章

肿瘤相关性甲状腺
功能紊乱

一、概述

甲状腺激素（thyroid hormone，TH）可调节机体新陈代谢，在正常组织的细胞增殖和分化中也起重要作用。TH通过调节信号通路（如PI3K/Akt、RAS-ERK、microRNA-21等）直接或间接控制与肿瘤相关靶基因的转录。TH与膜核受体特异性结合，通过调控癌细胞增殖、血管生成，加速侵袭和迁移，抵抗细胞凋亡等途径促进肿瘤的发生和发展。TH还通过调节炎症和免疫反应、激活ATM/PRKAA促进癌细胞衰老，发挥控癌作用。TH水平影响TSH水平，TSH信号传导可刺激血管内皮生长因子分泌，诱导新生血管生成，加速甲状腺组织基因组不稳定。

越来越多证据表明，甲状腺功能紊乱影响多种恶性肿瘤发生和预后，甲状腺激素水平升高与肿瘤患者预后较差和死亡率增加有关。甲状腺功能减退可降低肿瘤风险，具有潜在保护作用，特别是对于肾恶性肿瘤。甲状腺功能减退症与肿瘤患者预后更好和生存期延长有关。

二、甲功紊乱与肿瘤

甲功亢进与甲状腺癌发病率增加有关，甲亢病程越长，患病风险越大。T3水平与晚期分化型甲状腺癌

（DTC）预后不良呈正相关。多项研究表明，TSH水平升高与甲状腺癌发病率增加及DTC分期明显呈正相关，与不伴甲亢的DTC患者相比，伴甲亢者发生多灶性疾病和远处转移风险升高。

甲功紊乱与非甲状腺肿瘤发病率风险因肿瘤类型而异。与甲功正常者相比，甲功紊乱增加肺癌、结肠癌、前列腺癌和乳腺癌发病风险。T4、T3、抗甲状腺过氧化物抗体和抗甲状腺球蛋白抗体升高与乳腺癌患病率呈正相关。同样，自身免疫性甲状腺炎在乳腺癌患者中更常见。

TH在不同恶性肿瘤中的效应和作用不同，一项前瞻性队列研究发现，较高FT4水平、较低TSH水平与较高前列腺癌风险相关，TSH每增加1 IU/L，风险降低30%。较高T3水平与前列腺癌不良预后因素存在有关。FT4水平越高，肺癌风险越高，TSH水平小于0.50 mU/L也与肺癌风险增加有关。甲功亢进与卵巢癌风险较高和总体死亡率较高有关，说明TH促进其发展，甲功低下抑制卵巢癌生长，有研究显示TH在卵巢癌转移中发挥一定作用。

T4和T3对胃肠肿瘤细胞影响不同。细胞内T3浓度增加通过诱导HIF1α表达直接促进肿瘤进展，HIF1α反过来激活促血管生成VEGF表达。T3在胰腺肿瘤细胞中的作用取决于肿瘤类型。T3抑制来自高度侵袭性胰腺癌细胞系的增殖。从机制上讲，T3导致细胞周期蛋白D1和E下调，以及CDK抑制剂p21和p27上调。此外，T3减弱细胞周期蛋白-CDK复合物活性，导致Rb磷酸化和G1细胞周期停滞减少。相比之下，胰腺癌细胞增殖、迁移和侵袭受T3体外刺激。甲功亢进患者的胰腺癌和胃食管癌发生风险增高。

TH与αvβ3受体结合，触发促增殖和促血管生成信号分子的表达，包括细胞周期蛋白、PCNA和VEGF，刺激内皮细胞的促血管生成活性，可能有助T细胞淋巴瘤进展。急性白血病患者FT3、FT4、T3、T4值显著更高，TSH水平较低。MDS患者FT3和FT4水平升高，TSH水平降低。

甲状腺激素水平的变化与一些肿瘤（包括甲状腺本身）发生风险有关，甲状腺功能紊乱对患者生活质量和肿瘤治疗效果产生不利影响。

值得注意的是，未识别的甲状腺功能紊乱可能与治疗毒性相关症状混淆，甚至影响肿瘤的治疗。因此，临床上应注意筛查肿瘤患者的甲状腺功能，及时发现潜在甲状腺功能紊乱。

甲状腺功能亢进与某些类型肿瘤的预后较差有关，因此，有必要确定甲亢病因，控制甲状腺功能，早期诊断和治疗也可消除甲亢对无肿瘤患者可能产生的不良致癌效应。亚临床甲减与某些肿瘤发病率和死亡率增加有关。

为防止任何原因引起的甲状腺功能减退症漏诊，应警惕甲状腺功能减退症相应的体征和症状较为隐匿，特别是在非甲状腺癌患者，甲状腺功能减退症可能被误诊为不同于甲状腺毒性的肿瘤治疗毒性反应，从而导致制定错误的甲状腺素替代剂量或停用可能挽救生命的抗肿瘤治疗措施。因此，甲状腺功能减退症的诊断应建立在可疑临床表现和检测血清 TSH 和 FT4 水平异常的基础上。

LT4 抑制治疗多为亚临床甲亢。应避免 LT4 抑制治疗期间出现明显的甲亢。因此，要在抑制 TSH 水平以达到无癌生存与亚临床甲亢相关不良反应间取得平衡。仍需对不同肿瘤患者进行更大规模前瞻性研究，以确认甲功紊乱与肿瘤发生、预后和结局间的关系。

三、肿瘤相关甲功紊乱

（一）甲状腺肿瘤功能紊乱

毒性结节性甲肿（TMNG）和毒性腺瘤（TA）是内源性甲亢常见原因。调节甲状腺生长和激素合成的基因的体细胞激活突变导致甲状腺激素的自主分泌，发生毒性腺瘤。编码TSH受体基因的种系突变可致散发性或家族性非自身免疫性甲亢，并伴甲状腺弥漫性肿大。虽然毒性结节性甲状腺肿比格雷夫斯病（GD）少见，但其患病率随年龄和碘缺乏增加。在碘缺乏地区，毒性结节性甲状腺肿可能比GD更常见。对由TMNG和TA引起的临床甲亢，建议接受放射性碘（RAI）治疗或甲状腺切除术。治疗目标是快速和持久消除甲亢。

分化型甲状腺癌（DTC）起源于甲状腺滤泡上皮细胞，是最常见的甲状腺癌。高分化甲状腺癌包括甲状腺乳头状癌、甲状腺滤泡性癌和Hurthle细胞甲状腺癌。低分化型甲状腺癌是一种比DTC更具侵袭性的滤泡源性甲状腺癌。甲状腺乳头状癌是最常见亚型，总体预后最好，向颈部淋巴结转移常见，肺转移少见。

滤泡性甲状腺癌、Hurthle细胞甲状腺癌和低分化型甲状腺癌是高危肿瘤，易发生远处转移，尤其是肺和骨。甲状腺未分化癌较罕见，常表现为肿块迅速增大、声音嘶哑、吞咽及呼吸困难。甲状腺功能减退与甲状腺癌风险增高相关。少数甲状腺癌，特别是滤泡癌，瘤细胞可同时分泌甲状腺激素，致血清 TSH 水平降低，外科手术是甲状腺癌主要治疗手段。

（二）非甲状腺来源肿瘤

1.鞍区肿瘤

（1）鞍区肿瘤（如垂体腺瘤）占位效应

垂体腺瘤是鞍区常见肿瘤，非选择性尸解与鞍区 MRI 发现垂体意外瘤多达20%~30%，其中大多数为无功能垂体微腺瘤，大腺瘤少见，可伴腺垂体功能减退，存在一种或联合腺垂体–靶腺轴系激素缺乏，而过量分泌腺垂体激素的为功能性垂体腺瘤，包括泌乳素瘤、肢端肥大症、库欣病、促甲状腺激素腺瘤等。垂体瘤伴腺垂体功能减退可能与肿瘤鞍区占位效应如肿瘤增大直接压迫腺垂体有关，也可能与肿瘤手术、放疗等治疗后有关。颅咽管瘤为鞍区肿瘤，多位于鞍内鞍上，可为囊性或囊实性，肿瘤周边常伴钙化，在儿童青少年与成人均有发病，发病年龄呈双峰，常有伴下丘脑综合征、腺垂体功能减退与中枢性尿崩症，肿瘤的鞍区占位效应也可导致视力视野损害。其他鞍区占位性病变，如鞍区生殖细胞瘤、鞍区脑膜瘤、视路毛星形细胞瘤及起源于第三脑室底部的肿瘤均可导致下丘脑综合征、腺垂体功能低下与中枢性尿崩症。上述情况甲功多表现为TSH水平降低，T3和T4水平也降低的中枢性甲状腺功能减退。

（2）TSH瘤

TSH瘤是一种罕见功能性垂体腺瘤，占所有垂体瘤的0.5%~3%，TSH瘤是中枢性甲亢主要原因。除鞍区肿瘤占位效应症状外，可能还递次出现甲状腺功能亢进的高代谢症候群、高循环甲状腺素导致的多系统相关临床症状；甲状腺功能可表现为T3、T4水平增高，而腺垂体合成分泌的TSH不被外周较高循环水平的甲状腺素所抑制，TSH多表现为正常或正常偏高，此为TSH瘤功能性自主性分泌TSH的典型临床特征之一。

大多数TSH瘤起病隐匿，病程漫长。过量TSH分泌导致甲状腺激素合成和分泌增加，出现怕热、多汗、心悸、消瘦、易怒等症状。同时，TSH可诱导不同程度甲状腺肿大，甚至甲状腺结节。据报道，TSH瘤患者弥漫性或结节性甲状腺肿发生率约为70%。无自身免疫性甲状腺疾病的表现，如突眼和黏液水肿。

经蝶鞍神经外科手术为TSH瘤的首选治疗措施。鉴于TSH瘤对生长抑素类似物治疗敏感，围手术期可以选择短效奥曲肽治疗以控制甲状腺功能，有利于降低围手术期麻醉风险。对术后未达甲状腺功能生化缓解的患者，可以酌情采用生长抑素类似物联合长效多巴胺D2受体激动剂药物治疗、二次手术或立体定向放射外科治疗。

（3）甲状腺转移癌

内分泌器官是几种原发肿瘤的转移靶点，直接瘤细胞蔓延转移，或通过血液和淋巴途径转移，可通过直接从邻近结构延伸或从远处原发瘤转移灶发展。甲状腺可受到肾癌、结直肠癌、肺癌、乳腺癌和黑色素瘤影响，但很少与甲功障碍相关。

在所有疑似甲状腺癌而接受手术患者中，从非甲状腺恶性肿瘤转移到甲状腺只占1.4%~3%。转移约占所有甲状腺恶性肿瘤2%，最常见是肾癌、结直肠癌、乳腺癌、肺癌和淋巴瘤。约1.9%转移到甲状腺的肿瘤来自未知原发癌。甲状腺转移女男之比为1.4∶1。在头颈部肿瘤中，鼻咽癌是最常转移到甲状腺的原发性肿瘤。甲状腺转移可在肿瘤最初诊断后很长时间出现，平均间隔为69.9个月，胃肠神经内分泌瘤最长为21年；在20%病例中，转移可与原发肿瘤诊断同步。

甲状腺转移发生率较低，转移发展可能受腺体微环境影响，快速动脉血流量和高浓度氧和碘可能会阻止循环瘤细胞生长。甲状腺转的临床表现具异质性，仅在少数患者有临床表现，且大多是偶然发现的。常表现为可触及的无痛性颈部肿块，且很少有吞咽困难、气管受压或发音困难。关于甲功数据较少，但大多数正常。甲减症的发生与肿瘤大量浸润甲状腺有关。甲状腺毒症很少发生，很可能是由于肿瘤浸润后激素从甲状腺渗漏。

对于肿瘤患者，当发现甲状腺肿块时，特别是超声提示有可疑特征甲状腺结节，都该评估是否存在肿瘤远处转移。甲状腺转移治疗取决于原发瘤部位、其他部位转移存在、甲状腺肿块所致症状和/或甲功改变。外科手术是金标准，特别是生长缓慢的肿瘤，如起源于乳腺或肾脏的肿瘤。此外，不同器官多发转移患者应接受全身治疗。对甲状腺以外转移部位的患者，当转移引起压迫症状，如气道阻塞和皮肤溃疡时，甲状腺手术仍可缓解症状。

甲状腺转移与预后不良有关，大多数确诊后死于播散性疾病。各种治疗方法有异质性，转移到内分泌腺体的处理很少能达成共识，但重要的是要意识到诊断的存在。

（4）其他肿瘤

肝脏在甲状腺激素的激活、失活、运输以及代谢中起重要作用。甲功异常可见于肝病，如慢性丙型肝炎、肝硬化、肝癌（HCC）和胆管癌。与酒精性肝病或丙型肝炎的HCC相比，病因不明的HCC患者甲减患病风险显著增加。同时，HCC也可能存在甲状腺转移。胆管癌（CCA）是胆管系统恶性肿瘤，可能起源于肝或肝外胆管，终止于壶腹。与HCC类似，尽管罕见，但CCA也可存在甲状腺转移。迄今为止，已有两篇报道CCA患者的甲状腺转移。因此，对于肝癌患者，建议治疗前3个月监测和评估甲状腺功能。自身免疫性甲状腺炎并不是肝癌患者免疫治疗的绝对禁忌。

四、肿瘤治疗相关甲功紊乱

（一）放疗

放疗是目前肿瘤治疗的重要部分，头颈部鳞癌，尤其是鼻咽癌、喉癌，中枢神经肿瘤以及霍奇金淋巴瘤等通常都需颈部接受放疗。由于照射分散、解剖结构复杂、放疗技术选择性不足，头颈部放疗中非靶器官暴露在所难免，甲状腺是颈中线部位的重要内分泌腺体，呈蝶型分布，对放射线尤为敏感。累及头颈部、胸部的肿瘤放疗都可能累及甲状腺，诱发甲功异常，包括甲减、甲亢、甲状腺相关性眼病及放疗相关甲状腺肿瘤。

1. 放疗相关的甲状腺功能减退症（甲减）

放疗相关甲减在放疗相关甲状腺疾病中发病率最高，为30%~70%，其中一半发生在放疗后5年内，2~3年为高峰，也有治疗20余年后报道甲减。发病率随时间延长而增加。

放疗导致甲减的发病机制主要是因甲状腺小血管和腺体包膜受损所致，也包括辐射对甲状腺细胞的直接损伤、免疫介导的损伤，另外辐射诱发颈动脉粥样硬化也可导致甲状腺相对缺血从而导致甲减。放疗相关甲减症发生风险与多因素相关，放射剂量超过30 Gy，甲减发生率明显增加，其他因素如种族、肿瘤种类、是否联合手术、是否接受化疗、是否使用碘造影剂、放疗剂量、放疗场高度、超过1/2的甲状腺处于放疗范围等均增加甲减风险。

放疗相关甲减可表现为临床性甲减（TSH水平升

高，FT4、FT3水平下降）或亚临床甲减（TSH水平升高，FT4、FT3水平正常或正常值底限）。约一半患者存在甲状腺过氧化物酶抗体（TPOAb）、甲状腺球蛋白抗体（TGAb）水平升高。临床甲减症状与其他病因所致甲减类似，如疲乏、怕冷、皮肤干燥、浮肿、体重增加、多浆膜腔积液、高胆固醇血症、精神抑郁等，进一步发展可导致动脉粥样硬化性心脏病、充血性心衰等。亚临床甲减缺乏特异性临床表现。

绝大部分为永久性甲减，需终身左甲状腺素替代治疗。起始剂量一般为1.6~1.8 μg/kg/d，老年人可减量至1.0 μg/kg/d起始。对于亚临床甲减，若TSH超过10 mIU/L，或存在明显甲减症状，可考虑甲状腺激素替代治疗。治疗中需定期监测甲功，调整药物剂量。因甲减发展可能存在延迟性、进展性，故即使未达到治疗指征也需定期复查甲功。有文献报道亚临床甲减患者自行恢复正常。

2.放疗相关Graves病

比较放疗相关甲减，由放疗导致的Graves病相对少见，发病率为0.1%~0.5%，约0.05%可能发生甲状腺相关性眼病。据报道，接受过甲状腺辐射的人群，Graves

病发病率是未接受人群的7~20倍。放疗引起的Graves病的病理生理机制尚不清楚，可能是放射性甲状腺损伤后抗原释放，促进了甲状腺相关抗体的产生。

放疗相关Graves病表现为TSH水平降低，FT3、FT4水平升高，促甲状腺受体抗体（TRAb）阳性，甲状腺弥漫性肿大。临床甲亢患者常有高代谢症候群涉及循环、肌肉、神经系统等，表现为心跳快、多汗、易饥多食、体重下降、手抖、大便次数增加、烦躁、睡眠差、精神异常等。值得注意的是，Graves病导致甲亢需与甲状腺炎导致的甲状腺毒症相鉴别，后者有类似的临床症状及TSH下降，FT3、FT4升高的检测结果，但TRAb常阴性。临床表现也具一定自限性，部分患者未来会发生甲减。

放疗相关Graves病的治疗与其他病因所致甲亢类似，首选甲巯咪唑，起始剂量15~20 mg，需定期复查甲功，逐渐减少剂量，维持治疗1年以上。

3.放疗相关甲状腺肿瘤

儿童或青少年时期甲状腺辐射暴露剂量为20~40 Gy，辐射诱发甲状腺肿瘤预期频率为80%~90%。若是成年后接受放疗，甲状腺肿瘤风险较前者大为降低。放疗诱导甲状腺肿瘤以分化型甲状腺肿瘤为主，如滤泡性甲状腺腺瘤、乳头状甲状腺癌。也有甲状腺良性肿瘤，如良性甲状腺腺瘤、多结节性甲状腺肿等。目前治疗方式与其他散发分化型甲状腺肿瘤、甲状腺良性肿瘤一致。

（二）化疗相关甲功紊乱

化疗的作用是全身性的，在杀死瘤细胞的同时也会对正常组织、细胞产生广泛不良影响。甲状腺组织对化疗药物较敏感，可导致甲状腺组织和细胞损伤，影响甲状腺功能。不同化疗药物或化疗方案，影响甲状腺功能的程度不同。当然不是所有接受化疗药物的肿瘤患者都会发生甲状腺功能改变。霍奇金淋巴瘤患者在接受MOPP化疗方案后约44%出现TSH水平升高；睾丸肿瘤患者化疗（顺铂，依托泊苷，博莱霉素，长春碱，达替霉素）后，约15%出现原发性甲减；儿童颅脑肿瘤接受头颈部照射后，联合化疗会加重对甲状腺的损伤；柔红霉素或曲膦胺化疗后出现甲功异常（TSH水平升高）比例更高；乳腺癌患者化疗后可出现甲功异常，大多表现为T3、FT3、T4、FT4水平下降，但TSH水平变化不一致。

化疗造成甲状腺功能障碍的病理生理机制：①化疗

可能改变下丘脑-垂体-甲状腺轴状态；②在某些恶性肿瘤患者化疗后，甲状腺激素结合球蛋白合成或清除发生改变，从而引起总甲状腺激素而非游离甲状腺激素水平改变；③在慢性肿瘤患者中甲状腺激素代谢发生变化，即甲状腺功能正常的病态综合征。

因此，对恶性肿瘤接受化疗后要定期评估甲状腺。尽管某些指标变化可能只是短暂异常，如存在明确临床相关性，可考虑治疗，而长期随访和观察监测十分必要。

（三）靶向治疗相关性甲功紊乱

近年来，靶向治疗成为多种恶性肿瘤的重要治疗手段。不同于传统细胞毒药物，靶向药物在发挥控瘤作用的同时，更易损伤甲状腺组织。其中，最主要靶向药物为酪氨酸激酶抑制剂，其他靶向药物包括贝沙罗汀，以及作用于白介素受体2的Denileukin Diftitox等。

酪氨酸激酶（tyrosine kinases，TKs）在多种肿瘤的发病机制中起重要作用。多种TK受体（TKR），包括表皮生长因子受体（epidermal growth factor receptor，EGFR）、血管内皮生长因子受体（vascular endothelial growth factor receptor，VEGFR）、血小板衍生生长因了受

体（platelet-derived growth factor receptor，PDGFR）等可能在瘤细胞突变或过表达，触发异常信号通路，诱发肿瘤。因此，酪氨酸激酶抑制剂（tyrosine kinases inhibitors，TKIs）通过与TK结构域的三磷酸腺苷结合位点竞争，阻断酶活性，抑制肿瘤生长。尽管TKIs在几种肿瘤中已被用作一线治疗，但因其多靶点机制，可能会产生多器官不良事件，包括损伤甲状腺。

TKIs引起的甲状腺功能损伤主要表现为甲减。接受TKIs治疗患者，13.2%发生亚临床甲减，26.8%发生临床甲减，发生的中位治疗时间为6周。不同类型TKIs，报道的甲减的发生率不同，舒尼替尼发生率相对较高（前瞻性研究为36%~71%），其他TKIs如索拉非尼、伊马替尼等相对较低。值得注意的是，在部分接受TKIs治疗患者中观察到破坏性甲状腺炎表现，即一过性甲状腺毒症，随后发展为暂时性或永久性甲减。除在甲状腺功能正常者引起甲减，TKIs还可加重甲状腺切除术后患者的甲减。据临床研究报道，在接受TKIs治疗的甲状腺切除患者中，出现血清促甲状腺激素（TSH）水平升高，需增加左甲状腺素（L-T4）剂量并不少见。TKIs引起甲状腺功能损伤的机制尚不明确，可能与TKIs靶向作用于

VEGFR导致毛细血管退化、甲状腺萎缩，以及TKIs导致甲状腺滤泡细胞凋亡等相关。

当患者出现与甲状腺毒症或甲减症状时，应高度怀疑甲状腺疾病。甲状腺毒症症状包括心悸、体重减轻、怕热、便次增多、震颤、近端肌肉无力、心动过速、失眠和发热等。甲减的症状包括疲劳、体重增加、皮肤干燥、便秘、心动过缓和低体温等。此外，可能合并其他靶器官受累表现，如垂体受累时出现头痛和垂体前叶激素缺乏的相关症状。

诊断TKIs相关甲功异常应结合TKIs用药史。TKIs治疗后出现以下情况，均需考虑TKIs相关甲状腺损伤可能性：①一过性甲状腺毒症，随后发展为暂时性或永久性甲减；②亚临床或临床甲减；③原有甲减加重，需增加左甲状腺素（L-T4）替代剂量。在肿瘤患者中，许多甲减症状如乏力、便秘本身就较为常见，应避免漏诊。

1.处理原则

1）定期评估甲功：对接受TKIs治疗患者，在治疗前、中、后均应密切监测甲状腺激素水平，注意有无甲状腺毒症或甲减的临床征象。

2）早期识别、积极治疗：如未及时识别，可能会将其与TKIs治疗相关副作用相混淆，导致TKIs治疗不恰当调整；甲减或甲状腺毒症还可能会对其他药物代谢造成影响。因此应早期识别、积极治疗。

3）甲状腺毒症：多为一过性，以观察随访为主，视症状轻重可予β受体阻滞剂如普萘洛尔对症治疗，必要时考虑抗甲状腺药物治疗。

4）甲减：予L-T4替代治疗，定期监测甲功以调整替代剂量。需警惕的是，尽管罕见，TKIs诱发的甲减可能导致黏液水肿昏迷和心脏损害。因此，应及时予以充足L-T4替代治疗，避免上述严重并发症。

TKIs相关甲状腺功能异常若能得到适当诊治，通常预后较好。永久性甲减需长期激素替代治疗。在TKIs治疗中，建议在治疗前测量甲功，之后4个月内每4周测量一次，继后每2~3个月测量一次。同时，定期监测甲状腺超声也具一定临床意义。

其他靶向药物，贝沙罗汀是类视黄酮X受体（RXR）的选择性激动剂，可用于治疗皮肤T细胞淋巴瘤。有研究提示，贝沙罗汀可直接影响TSH分泌，与中枢性甲减有关。需要注意的是，使用贝沙罗汀治疗导致中枢性甲减替代治疗时，应监测游离T4水平。而不是

TSH 水平。作用于白介素受体 2 的 Denileukin Diftitox 也可用于治疗皮肤 T 细胞淋巴瘤。该药可能在甲状腺过氧化物酶抗体（TPO-Ab）阳性者中引发甲状腺毒症，并在随后发展为永久性甲减。

TKIs 治疗引起的甲状腺损伤并不少见，以甲减为主要表现。因此，在 TKIs 治疗前后应密切监测甲功，必要时启动相应治疗，并行规范随访。

（四）免疫检查点抑制剂治疗相关甲功紊乱

免疫检查点抑制剂（immune checkpoint inhibitors，ICIs）国内已广泛用于治疗恶性肿瘤，极大改善患者预后。其可通过阻断细胞毒性 T 淋巴细胞表面标志物细胞毒性 T 淋巴细胞相关抗原 4（cytotoxic T lymphocyte associated protein-4，CTLA-4）单抗和程序性死亡受体 1（programmed death-1，PD-1）及其通路，从而激活 T 淋巴细胞对抗恶性肿瘤。然而 ICI 在激活 T 细胞对抗肿瘤的同时，也可在不同器官系统引发自身免疫样表现即免疫相关不良事件（immune-related adverse events，irAEs），在内分泌系统 irAEs 发生率较高，其中以甲状腺损伤最常见，我国报道为 7.2%。

ICI 相关甲功紊乱病因可为破坏甲状腺细胞导致的

原发性甲功异常，包括甲状腺毒症及甲减，也可是ICI所致垂体炎继发性甲减。有极少数Graves病病例报道。

多数ICI相关甲功紊乱症状较轻且无特异性，即使实验室检查明显异常，临床表现也较轻微，多为定期监测甲功中发现，故需结合患者既往病史及ICI使用情况。出现以下症状或体征需考虑甲状腺毒症：体重下降、心动过速（大于90次/分）、怕热、皮肤潮湿、手抖、大便次数增加、腱反射活跃等高代谢症状，重者可发生甲状腺危象。甲状腺毒症常为一过性表现，可发展为甲减，表现为乏力、体重增加、畏寒、便秘、皮肤干燥、面部浮肿、腱反射迟钝，重者可出现黏液性水肿昏迷。

诊断主要在明确ICI用药史前提下，评估甲功。TSH小于正常范围下限同时FT4升高，诊断为甲状腺毒症，如甲状腺毒症持续不缓解可检测TRAb、甲状腺超声、甲状腺吸碘率等；TSH小于正常下限同时FT4水平正常，为亚临床甲亢。TSH大于正常上限同时FT4下降或TSH大于10 μIU/mL诊断甲减；TSH高于正常上限且小于10 μIU/mL为亚临床甲减。若TSH和FT4或总T3均降低，需与继发性甲减鉴别。

1. 处理原则

定期监测：接受ICI治疗患者治疗前应完善基线甲功评估，并在治疗后每4~6周或每次使用ICI治疗前监测甲功，注意有无甲状腺毒症或甲减临床表现。亚临床甲功异常无需处理，监测即可。

对于甲状腺毒症，应将监测频率增加至每2~3周1次，直至出现甲减。出现明显高代谢症状（怕热、多汗、心悸、排便次数增加等）时，尽量避免使用碘造影剂、摄入高碘食物，予普萘洛尔10~20 mg每4~6小时1次，或阿替洛尔25~50 mg/d、美托洛尔等β受体阻滞剂治疗，根据心率及临床症状调节剂量，直至症状消失后停药，并继续ICI治疗；对出现严重甲状腺毒症或合并心血管疾病的老年患者，应立即停用ICI，可用大剂量激素治疗；如甲状腺毒症持续不缓解并经辅助检查诊断为Graves病，需启动抗甲状腺药物治疗。

对于甲减：无需停用ICI，在除外肾上腺皮质功能减退后，尽快开始左甲状腺素1.6 mg/kg或75~100 mg/天起始剂量替代治疗，对老年患者应减量至25~50 mg/天，治疗后每4~6周监测甲功，目标维持TSH正常参考范围或年龄对应参考范围。

　　预后及临床转归：ICIs致亚临床功能障碍常转为正常甲状腺功能；甲状腺毒症患者多数临床转归为甲减，应用甲状腺素替代治疗后，一般不影响生活质量；即使出现严重甲状腺毒症在积极治疗后仍预后较好。但甲减即使停用ICI后常难恢复，需长期随访监测甲功。

第四章

肿瘤相关性垂体功能减退症的防治

垂体是人体是十分重要的内分泌器官，按照解剖及功能分为垂体前叶（腺垂体）和垂体后叶（神经垂体）。垂体功能减退症是指垂体前叶或后叶分泌的一种或多种激素缺乏，主要表现为女性月经紊乱、闭经或不孕，男性性功能减退，多饮、多尿，儿童或青少年生长发育障碍，以及乏力、纳差、恶心、呕吐等；严重时可危及生命。肿瘤性疾病以及相关治疗均可能导致垂体功能减退，需提高对肿瘤相关性垂体功能减退症的认识，早诊早治。

一、病因

（一）鞍区肿瘤性疾病

鞍区肿瘤种类繁多，最常见的为垂体腺瘤，其他还包括颅咽管瘤、生殖细胞肿瘤、脑膜瘤等。由于其位置的特殊性，鞍区肿瘤可能影响垂体及其周围的重要结构而导致相应的临床表现，如视神经功能受损、内分泌功能异常、代谢紊乱等。

1.垂体前叶肿瘤

垂体腺瘤：起源于腺垂体细胞，可根据肿瘤细胞形态学特征、分泌激素类型和超微结构进行分类。近来"垂体神经内分泌肿瘤（pituitary neuroendocrinetumor，

PitNET）"与"垂体腺瘤"并列使用，联合垂体前叶激素和转录因子对垂体腺瘤进行分类，以强调转录因子在细胞分化和调控特定垂体前叶激素中的作用。垂体腺瘤功能形态学分类可分为：Pit-1细胞谱系腺瘤类型（主要包括生长激素细胞腺瘤、泌乳素细胞腺瘤、促甲状腺激素细胞腺瘤、Pit-1阳性多激素细胞腺瘤等）、T-Pit细胞谱系腺瘤（主要包括促肾上腺皮质激素细胞腺瘤、Crooke细胞腺瘤）、SF-1细胞谱系腺瘤（促性腺激素细胞腺瘤）、细胞谱系未定腺瘤（零细胞腺瘤）及复合细胞谱系腺瘤（多激素腺瘤）。垂体腺瘤的临床表现包括肿瘤占位效应、垂体激素分泌过多或分泌不足相应的临床症状和体征。垂体腺瘤本身较少引发垂体前叶功能减退，除垂体腺瘤卒中外极少出现尿崩症。垂体腺瘤影像学首选增强核磁共振（magnetic resonance imaging，MRI）检查，常规平扫对于微腺瘤的诊断价值有限。微腺瘤（最大直径小于1 cm）T1加权像（T1 weightedimage，T1WI）为低信号或等信号；T2加权像（T2WI）以等信号及稍高信号为主，但也可表现为低信号。增强扫描后典型的垂体腺瘤强化方式为"慢进慢出"，可与早期明显强化的正常垂体组织形成对比，表现为低强化改变。大腺瘤（最大直径大于等于1 cm）部分可表现为侵袭性生长，鞍区类圆形或分叶状肿块向上生长过程中可受床突间韧带阻碍而见明显的切迹，又称"腰身征"或"雪人征"；部分肿瘤瘤内可见长T1长T2信号囊变。增强扫描实性部分明显强化，囊变区不强化。垂体腺瘤突然发生出血或梗死可引起垂体腺瘤卒中：早期在T1WI上可看到略高信号和低信号交替存在（"毛刷征"）以及T2WI不均匀的低信号改变。

垂体癌：极为罕见，当垂体腺瘤出现颅脑脊髓和/或全身转移时称为垂体癌。诊断时必须排除其他部位起源的癌。垂体腺瘤的原发病史、转移灶与原发灶相似或一致的形态学和免疫组化表现有助于诊断。

2.垂体后叶肿瘤

包括垂体细胞瘤、颗粒细胞瘤、梭形细胞嗜酸细胞瘤和鞍区室管膜瘤；有共同的垂体后叶细胞起源，属于垂体后叶的特殊胶质细胞，其标志物TTF-1免疫反应阳性表达。这些肿瘤沿神经垂体生长，形成鞍上或鞍区肿块，可侵袭海绵窦或鞍底。临床表现与垂体无功能腺瘤相似，包括头痛、视野缺损、垂体功能减退等，尿崩症不常见。影像学常难以区分，多需依赖病理诊断。

3.颅咽管瘤

一种组织学良性、但具有侵袭性生长特点的囊性和/或实性肿瘤，起源于Rathke囊的胚胎残余。可分为两种组织学类型：造釉细胞型颅咽管瘤（adamantinomatous CP，ACP）和乳头型颅咽管瘤（papillary CP，PCP）。该病发病率为（0.5~2）/100万人每年，发病高峰年龄段在5~14岁和50~74岁。颅咽管瘤常发生于鞍上，可累及鞍区周围结构，黏附于垂体柄、腺垂体、下丘脑及周围血管神经，呈侵袭性生长，导致下丘脑-垂体功能异常。儿童以颅内高压症状和生长发育障碍为主，确诊时已出现至少一种垂体激素缺乏的患儿可占到40%~87%；成人以视觉障碍和垂体功能减退多见。影像学在鉴别诊断中具有重要作用，CT平扫表现为低密度，增强后则表现为混合密度影，钙化常见；鞍区MRI可见含有各种组织、钙化和分隔的囊肿表现，增强扫描肿瘤实质和包膜可以出现强化。

颅咽管瘤的主要治疗为手术切除，采取的方式有根治性切除术、部分切除术和部分切除联合放疗。其病理类型虽为良性，但却具有恶性生长特征，术后易复发。无论是颅咽管瘤本身对鞍区的侵犯，还是手术、放疗的损伤，均易出现下丘脑-垂体功能异常，导致垂体功能减退症、下丘脑综合征、视觉和神经系统受损等。

4.生殖细胞肿瘤

颅内生殖细胞肿瘤（intracranial germ celltumors，iGCTs）是一组来源于生殖细胞的中枢神经系统肿瘤，较少见，占颅内肿瘤的0.6%~2.7%，好发于儿童和青少年，松果体GCTs多见男性，鞍区GCTs以女性为主。病灶常位于脑的中线结构，好发部位依次为松果体区、鞍上区、丘脑基底节区、第三脑室及侧脑室侧壁、第四脑室、小脑蚓部等。iGCTs包括生殖细胞瘤和非生殖细胞瘤性生殖细胞肿瘤（nongerminomatous germ cell tumor，NGGCT）两大类。NGGCT包括胚胎癌、卵黄囊瘤、绒毛膜癌、畸胎瘤（成熟型、未成熟型和畸胎瘤伴体细胞恶变）和混合性生殖细胞肿瘤。其中由两种或两种以上不同生殖细胞肿瘤成分构成的肿瘤称为混合性生殖细胞肿瘤。除成熟型畸胎瘤属良性外，其余均为恶性肿瘤。iGCTs中以生殖细胞瘤最多见，占半数以上。iGCTs患者血清人绒毛膜促性腺激素（HCG）或甲胎蛋白（AFP）升高者称为分泌型iGCTs；若AFP和HCG皆为正常则称为非分泌型iGCTs。

鞍区GCTs可侵犯下丘脑，尿崩症为最常见的首发症状，并可在较长时间（数月至数年）内为唯一症状。多数病例有视力减退和视野缺损。儿童病例表现为生长迟缓、性器官发育不良。成年病人可出现垂体功能减退的症状。垂体激素的测定及功能试验检查有助于功能性垂体腺瘤的鉴别。

iGCTs的诊断需结合临床表现，CT及MRI检查的影像学证据以及血清肿瘤标记物。影像学CT上iGCTs多表现为均匀的等、高密度或略高密度，增强扫描后均匀强化，部分肿瘤有囊变。MRI的T1WI多为等或低信号，囊变时有低信号区。T2WI上肿瘤呈高信号，囊变部分信号更高；实质性部分血供丰富，增强时明显强化。血清肿瘤标记物阳性结合影像学证据常可诊断iGCTs。血清肿瘤标记物阴性iGCTs如生殖细胞瘤，成熟畸胎瘤及部分血清肿瘤标记物阴性的非成熟畸胎瘤需要手术病理明确诊断。治疗上iGCTs采用放疗、化疗和手术等综合治疗手段，应根据血清肿瘤标志物、肿瘤部位和大小、患者症状和脑积水的严重程度综合判断来制订治疗方案。鞍区GCTs多以内分泌症状起病，初诊时及治疗前后（包括活检、手术、放疗、化疗）均需完善垂体功能和代谢指标评估以保证长期预后、提高生活质量。

5.鞍区其他原发性肿瘤

包括间质和间充质肿瘤（脑膜瘤、神经鞘瘤、脊索瘤、软骨肉瘤、孤立性纤维瘤/血管外皮细胞瘤等）、神经元和副神经元肿瘤（神经细胞瘤、神经节细胞瘤和混合垂体腺瘤–神经节细胞瘤、副神经节瘤、神经母细胞瘤等）、胶质瘤、淋巴造血系统肿瘤（组织细胞增生症、淋巴瘤等）等。本章节根据其在鞍区患病情况简述以下2个肿瘤。

（1）脑膜瘤

脑膜瘤（meningioma）是发生于硬脑膜处缓慢进展的一种良性肿瘤，也是颅内发病率最高的良性肿瘤之一，占颅内肿瘤的15%~24%，鞍结节脑膜瘤约占颅内脑膜瘤的7.8%。不同部分脑膜瘤临床表现差异较大，1/3脑膜瘤患者无任何症状；生长于鞍上的脑膜瘤常有头痛、视力改变；鞍结节脑膜瘤累及垂体后叶时可出现尿崩症，垂体前叶受压时可出现垂体前叶功能减退症，或全垂体功能减退。CT平扫肿块呈圆形或椭圆形的均匀等密度或稍高密度影，20%~25%的肿块有钙化。MRI平扫时肿块与脑皮质信号相近，T1WI呈等信号，T2WI呈等或略高信号，肿块信号可不均匀；增强后绝大多数肿块呈明显强化，常不均匀。脑膜瘤主要采取手术治疗，对位于颅底及重要结构附近、术后残留或早期复发、存在手术禁忌的可予以立体定向放射外科治疗，其他还包括试验性药物化疗等辅助治疗。鞍区脑膜瘤术前术后需要重视垂体内分泌功能评估。

（2）朗格汉斯细胞组织细胞增生症（langenhans cell histiocytosis，LCH）

起源于髓样树突状细胞，好发于儿童和青少年，可累及单或多个器官，好发部位依次为骨骼、皮肤、垂体、肝脏、脾、造血系统、肺、淋巴结和中枢神经系统除垂体外的其他部位。中枢神经系统LCH以下丘脑-垂体部位最为常见，临床主要表现为尿崩症。影像学表现可累及全身骨骼，CT可见溶骨性破坏；累及肝脏常提示预后不佳，可表现为肝大、局灶性实性或囊性病变；下丘脑垂体可表现为垂体后叶高信号消失或鞍区、鞍上肿块；肺部CT可表现为多发类圆形不规则囊样病变，多分布于肺上叶。病理诊断是金标准，LCH的基本病理学特点是朗格汉斯细胞异常增生、浸润，呈簇状或片状分布，伴有比例不等的嗜酸性粒细胞、中性粒细胞、淋巴细胞和泡沫细胞等，有时可见嗜酸性脓肿形成。免疫组化显示S-100、CD1a和Langerin阳性。

6.转移性肿瘤

鞍区是转移性肿瘤扩散的罕见部位，转移病灶最常见的来源是乳腺癌和肺癌，其他包括肾癌、前列腺癌、胃肠道肿瘤、黑色素瘤等。垂体转移瘤通常早期无症状或非特异性症状（如乏力、全身不适等），病情可进展迅速，临床表现包括尿崩症、垂体前叶功能减退的症状、头痛、视力障碍、眼肌麻痹等。影像学与其他常见鞍区病变较难区分，MRI可表现为鞍区或鞍上肿块，T1-WI通常为等或低信号，T2WI为高信号；可表现垂体后叶高信号消失或下丘脑强化等。CT可表现为鞍区骨质侵袭。PET-CT可提示其他部位原发肿瘤。对于老年患者、出现尿崩症和/或颅神经受损症状，伴有鞍区肿块且肿瘤快速生长侵袭邻近结构时应提高对垂体转移瘤的识别。如有恶性肿瘤疾病的病史，结合临床症状及影像学可做出转移瘤的诊断。然而，垂体病变可能是未知恶性肿瘤的第一个征象，因此较难诊断，需结合病理诊断。治疗主要为姑息性治疗。

（二）治疗相关性垂体功能减退症

1.鞍区肿瘤手术

手术是鞍区肿瘤的主要治疗手段之一，总体上分为两大类，即经鼻手术和开颅手术。经鼻手术可采用显微镜或内镜，开颅手术主要采用经眶上入路、翼点入路和经纵裂入路。复杂鞍区肿瘤可采用联合入路（经鼻和开颅）。手术可能导致垂体功能减退症，但随着神经外科微创治疗技术的快速进展，相关并发症的发生已大幅减少。垂体手术术后发生垂体功能减退症与术前肿瘤大小及手术医生的经验有关。大部分垂体腺瘤术后无须常规应用糖皮质激素治疗，但对有以下情况者应使用：①术前已存在下丘脑-垂体-肾上腺轴（HPA轴）功能减退；②手术操作损伤正常垂体或垂体柄。对于垂体功能减退者，需要进行激素替代治疗（详见第三节）。鞍区肿瘤术后常出现不同程度的尿崩症状，不同病种的处理方式存在差异：①对于大多数垂体腺瘤、鞍区脑膜瘤、斜坡脊索瘤等，手术操作一般仅轻度影响垂体后叶或垂体柄功能，多表现为一过性尿崩。此类患者由于下丘脑口渴中枢功能完整，建议根据口渴程度按需饮水即可。如患者饮水困难，可给予静脉补液并使用去氨加压素控制尿量；②对于颅咽管瘤和其他下丘脑垂体柄肿瘤，术中往往不可避免地影响垂体后叶功能，尿崩症状常持续且较为严重。此时要在按需饮水的基础上，使用去氨加压素静脉或口服制剂。累及下丘脑口渴中枢时患者可缺乏口渴感，无法自主摄水，此时需密切关注患者出入液量、电解质、血浆渗透压、中心静脉压等重要指标，动态调整容量状态，避免发生低血容量性休克及严重电解质紊乱。

2.肿瘤放射治疗导致垂体功能损伤

颅脑放疗（cranial radio therapy，CRT）是颅脑和头颈部肿瘤的重要治疗手段，其治疗照射野常涵盖下丘脑-垂体所在区域。放疗可导致垂体功能减退症，称之为放疗引起的垂体功能减退（radiotherapy-induced hypopituitarism，RIH）。有明确的鞍区/鞍上区肿瘤放疗史，或既往头颈部肿瘤放疗照射野累及下丘脑-垂体时，应考虑RIH及其鉴别诊断。

放疗导致RIH的机制尚不完全明确。高剂量放疗更容易导致RIH。常规放疗接受超过50 Gy的较高剂量后，垂体病理学分析可见受照射区域发生明显纤维化、鳞状化生及线粒体损伤等改变。根据现有研究，RIH可引起一种或多种激素缺乏，其中生长激素轴最易受累，其次为下丘脑-垂体-性腺轴，最后为下丘脑-垂体-肾上腺轴及下丘脑-垂体-甲状腺轴。常规放疗本身一般很少引起垂体后叶功能减退，除非高剂量放疗后引起垂体柄迟发型放射损伤，可能会引起中枢性尿崩症，但临床上少见。肿瘤侵犯垂体-垂体柄-下丘脑可导致尿崩症，放疗后肿瘤缩小，部分患者尿崩可显著改善。影响RIH的因素还包括：年龄、性别、放疗技术和放疗后随访时间等。新型放射外科技术如伽马刀、射波刀等，优点是减少靶区外的放射剂量，如靶区位于鞍区-垂体柄-下丘脑系统外，伽马刀和射波刀放疗可减少RIH的发生；但若放射外科的靶区本身包含鞍区-垂体柄-下丘脑系统，由于伽马刀和射波刀单次放疗剂量较高，与常规放疗（每次低剂量放疗）相比可能更容易出现RIH。

从放射物理学角度，采用更精确的影像引导放疗技术会降低照射容积，从而减小下丘脑-垂体的受照范围。目前已广泛开展的调强放疗具有较好的放射适形性和剂量均匀性，与传统二维放疗时代实施的大范围放疗相比，明显降低垂体及下丘脑区域正常脑组织的受照剂量，也减少了受照区域内高剂量放疗热点。但放疗科医师在肿瘤靶区勾画时，须对垂体和下丘脑区域进行规范勾画，并且充分关注其剂量体积参数。新型放疗技术如立体定向放射治疗、立体定向放射外科治疗和质子放疗等具有放射剂量分布的优势，有助于减少正常组织的受照剂量，或使部分正常组织免于照射。

从放射生物学角度，放疗的分割剂量与正常脑组织的迟发性放射损伤相关。分割剂量低有利于正常脑组织放射后损伤修复，以及减少迟发性放射损伤，而较高的分割剂量可能会增加迟发性RIH的发生率。这对放射外科医师提出更高要求。因为放射外科的技术特点是单次剂量高，有时会在靶区中央往往处方更高的接近于毁损性治疗的放射剂量。所以，精准地定位技术以及精准的肿瘤和正常脑组织勾画，将有助于减少放射线所致RIH发生。

针对RIH主要采取激素替代治疗（详见第三节）。减少下丘脑及垂体的照射容积和剂量是预防RIH的关键。鼻咽癌的放疗实践发现，对垂体的保护可以在不影响肿瘤控制率的情况下明显降低RIH发生率。而当肿瘤累及下丘脑垂体，则需要多学科会诊以及和患者及家属充分讨论，权衡肿瘤控制和RIH发生，采取获益比最大的放疗及综合治疗方案。

3.肿瘤免疫治疗引起的自身免疫性垂体炎（详见本章第四节）

二、垂体功能减退症的诊断与治疗

（一）下丘脑-垂体-靶腺轴

垂体位于蝶鞍的腹侧面至膈面，按解剖及功能分为垂体前叶和垂体后叶。垂体前叶（腺垂体）主要分泌6种激素：①泌乳素（prolactin，PRL）；②生长激素（growth hormonc，GII）；③促肾上腺皮质激素（adreno-corticotropic hormone，ACTH）；④黄体生成素（luteinis-ing hormone，LH）；⑤卵泡刺激素（follicle-stimulating hormone，FSH）；⑥促甲状腺激素（thyroid stimulating hormone，TSH）。垂体激素以脉冲形式分泌，受下丘脑释放因子调控；每种垂体激素对外周靶组织有特定的效应，而外周腺体产生的激素又会反馈性调节下丘脑及垂体激素的分泌，即内分泌经典的下丘脑-垂体-靶腺轴的反馈调节。垂体后叶直接受下丘脑神经元支配，储存和释放抗利尿激素（antidiuretic hormone，ADH）及催产素。

表1　下丘脑-垂体-靶腺轴

轴腺	下丘脑	垂体	靶腺及分泌激素
下丘脑-垂体-肾上腺轴（HPA轴）	促肾上腺皮质激素释放激素（CRH）	促肾上腺皮质激素（ACTH）	肾上腺皮质醇（cortisol）
下丘脑-垂体-甲状腺轴（HPT轴）	促甲状腺激素释放激素（TRH）	促甲状腺激素（TSH）	甲状腺甲状腺素（T4）、三碘甲腺原氨酸（T3）
下丘脑-垂体-性腺轴（HPG轴）	促性腺激素释放激素GnRH	卵泡刺激素（FSH）黄体生成素（LH）	女性：卵巢雌二醇（E2）男性：睾丸睾酮（T）
泌乳素PRL	多巴胺	泌乳素（PRL）	乳腺等
生长激素GH	促生长激素释放激素（GHRH）	生长激素（GH）	肝脏胰岛素样生长因子（IGF-1）
垂体后叶	抗利尿激素（ADH）		远曲肾小管、集合管

（二）垂体功能减退症的临床表现及筛查对象

垂体功能减退症临床上可表现乏力、嗜睡、怕冷、体重减轻、食欲减退等非特异性症状，严重者可出现低血糖昏迷、感染性昏迷、失钠性昏迷、低温性昏迷等垂体危象表现。对有明确的鞍区疾病或手术病史、中重度颅脑外伤史、头颈部放疗史、产后大出血史等高危因素的人群需进行垂体功能的评估；对不明原因的多饮、多

尿、乏力、纳差、恶心、呕吐、低血钠、低血糖、体重
下降、低血压等应警惕垂体功能减退症可能。

表2　垂体功能减退症的临床表现

临床表现/体征	垂体促激素缺乏
一般	
疲劳、虚弱	ACTH,TSH,LH/FSH,GH
体重增加	TSH
体重减轻	ACTH
运动能力下降	ACTH,TSH,LH/FSH,GH
生活质量受损	TSH,LH/FSH,GH
抑郁	TSH,GH,LH/FSH
认知功能减退	ATCH,TSH,GH
畏寒、怕冷	TSH
皮肤	
苍白	ACTH,LH/FSH
干燥	ACTH,TSH
头发稀疏、毛发脱落	ACTH,TSH,LH/FSH
心血管/代谢	
高血压	TSH,GH
低血压,特别是直立性低血压	ACTH
心动过缓	TSH
瘦体重降低,脂肪质量增加	GH
高脂血症	TSH,GH
胰岛素抵抗,糖耐量受损	TSH,GH
低血糖	ACTH
心功能受损	ACTH,TSH,GH
动脉粥样硬化	TSII,GH
肺	
呼吸急促,呼吸困难	TSH

临床表现/体征	垂体促激素缺乏
胃肠道 厌食 恶心/呕吐、腹泻/稀便 便秘	 ACTH ACTH TSH
骨骼肌肉 肌无力 骨质疏松,骨折	 ACTH,TSH,LH/FSH,GH ACTH,TSH,LH/FSH,GH
肾脏 口渴、多尿,夜尿增多	 ADH
生殖 月经稀发/闭经 勃起功能障碍 性欲降低 潮热 不孕 阴道干燥	 ACTH,TSH,LH/FSH LH/FSH LH/FSH LH/FSH LH/FSH LH/FSH

（三）垂体功能减退症的诊断

1.下丘脑-垂体-肾上腺轴（HPA轴）

ACTH和皮质醇的分泌呈现经典的昼夜节律,上午8—9时的血清皮质醇可作为判断肾上腺皮质功能减退的主要诊断指标。如无特殊应激情况,早晨血皮质醇大于13 µg/dL可排除肾上腺皮质功能减退;早晨血皮质醇小于3 µg/dL、有垂体功能减退的高危因素及相关临床表现并排除使用外源性糖皮质激素可诊断为肾上腺皮质功能减退症；如患者具有危险因素但无明显临床表现，早晨血皮质醇在3~13 μg/dL者，应行兴奋试验（方法详见附录）以明确诊断。兴奋试验包括胰岛素耐受试验（ITT）和小剂量ACTH兴奋试验。虽然随机血皮质醇并不被推荐用于肾上腺皮质功能减退的诊断，但在急重症应激情况下，血皮质醇小于13 μg/dL可提示肾上腺皮质储备功能不足。

2.下丘脑-垂体-甲状腺轴（HPT轴）

测定血清促甲状腺激素（TSH）、总三碘甲腺原氨酸（TT3）、总甲状腺素（TT4）、游离三碘甲腺原氨酸（FT3）及游离甲状腺素（FT4）。中枢性甲状腺功能减退时，TT4和FT4降低，严重者血清FT3和TT3也可降低，其下降程度不如TT4和FT4，TSH水平可降低、正常，甚至轻微升高，明显区别于原发性甲状腺功能减退时TSH升高的水平。

中枢性甲状腺功能减退需与非甲状腺性病态综合征相鉴别，后者多无鞍区疾病病史，而常见于有急性或严重系统性疾病的患者，如颅脑手术、糖尿病酮症酸中毒、急性心肌梗死、肝硬化、营养不良、使用糖皮质激素类药物等，表现为低T3综合征或低T3、低T4综合征。

低 T3 综合征表现为 FT3 和 TT3 的降低、反 T3 的升高，而 TT4、FT4 正常；低 T3、低 T4 综合征时 FT4、TT4 也降低，但是 T3 的下降更明显。TSH 值一般正常，也可降低或升高。随着基础疾病的好转，甲状腺激素水平可恢复正常。

3.下丘脑-垂体-性腺轴（HPG轴）

绝经期女性 E2 低而 FSH 和 LH 无相应升高则可诊断中枢性性腺功能减退；育龄期女性出现闭经或月经稀发，E2 低下而 FSH 和 LH 无相应升高可诊断。男性睾酮水平降低而 FSH 和 LH 无相应升高可诊断。戈那瑞林（LHRH）兴奋试验可进一步判断病变在垂体或下丘脑。

4.生长激素（GH）

GH 通过 GH/IGF-1 轴发挥生理作用。GH 分泌呈脉冲式，正常成人 30 岁以后 GH 分泌呈指数下降。GH 和 IGF-1 分泌受多种因素影响，如垂体轴功能、年龄、性别和体重指数（body mass index，BMI）等都会影响 GH 水平；而血清 IGF-1 水平可因营养不良、控制不佳的糖尿病、肾衰竭和慢性肝病等慢性消耗性疾病影响而降低。因此不单独使用随机 GH 或 IGF-1 来确诊成人生长激素缺乏（GHD）。对于有明确鞍区病变的患者，若有其他3种垂体激素缺乏伴IGF-1低于正常参考范围低限（2SDS），可直接诊断GHD。当IGF-1水平大于或等于0 SDS时，成人GHD存在的可能性较低，对临床疑似患者建议长期随访。对疑似GH缺乏的患者、有器质性下丘脑-垂体疾病，存在小于等于2种垂体激素缺乏伴IGF-1水平小于0 SDS时不能直接诊断成人GHD，建议进行GH激发试验。包括ITT、胰高糖素激发试验、马昔瑞林兴奋试验（国外指南推荐，国内尚无该试剂供应），详见附录。需注意在合并其他腺垂体激素分泌不足时，ITT试验前须保证肾上腺皮质激素和甲状腺激素替代治疗达标。

5.泌乳素（PRL）

垂体功能严重受损时可表现为PRL降低，但临床上泌乳素降低少见。

6.垂体后叶

抗利尿激素（ADH）缺乏表现为中枢性尿崩症，即多饮多尿等症状。部分下丘脑受损患者伴有渴感缺失，可无多饮症状，仅表现为多尿和高渗。尿量增多[尿量大于50 mL/（kg·24h）或大于2.5 L/d]、低比重低渗尿提示中枢性尿崩症，确诊一般需行禁水加压试验。对于有明显多饮多尿症状、高钠血症且有明确相关病因者（如垂体柄占位、颅咽管瘤手术）可进行去氨加压素（DDAVP）试验性治疗诊断。

（四）治疗

垂体功能减退症主要采取激素替代治疗。替代治疗的原则：尽可能模拟人体激素的生理性分泌；多种垂体-靶腺激素缺乏时注意激素替代治疗的顺序，首先给予糖皮质激素，其次是甲状腺激素，再予以性激素、生长激素等替代治疗。

1.垂体功能减退症替代治疗

（1）肾上腺糖皮质激素

本指南建议首选氢化可的松或醋酸可的松行生理剂量替代，当以上两种药购买不到时，可选泼尼松或泼尼松龙，但不推荐地塞米松。常用剂量氢化可的松片 15~20 mg/d（醋酸可的松片 12.5~25 mg/d 或其他糖皮质激素等效剂量），分 2~3 次服用，晨起 1/2~2/3 剂量，剩余放在中餐及晚餐服用（每日 3 次）或下午服用（每日 2 次）。氢化可的松每日最大生理替代剂量不建议超过 30 mg。根据患者的自我感觉和临床指标（体重、精神、胃纳、血压、血钠及血糖等）来判断日常替代剂量是否适宜，但是常出现替代过量，在国内临床上还常结合24小时尿游离皮质醇、24小时尿17羟类固醇及服药前后皮质醇测定等辅助判断替代剂量是否合适。应激状况下，应根据严重程度和持续时间决定应激剂量的增加幅度和使用时间。轻度应激可选择激素剂量加倍，中重度应激可静脉选择糖皮质激素治疗，并根据病情随时调整剂量，应激缓解后逐步将剂量减至原维持剂量。若替代过量可导致骨质疏松、高血糖、肥胖等；如若替代不足则影响患者生活质量，严重时可诱发肾上腺皮质危象。

（2）甲状腺激素

如若同时合并肾上腺皮质功能减退，优先补充糖皮质激素后进行甲状腺激素替代。推荐选用左旋甲状腺素片（L-T4），小剂量起始，常用剂量为每天25~150 μg。开始用药或剂量改变后4~6周复查血清FT3、FT4、TT3、TT4，以TT4、FT4维持在正常参考范围中上水平为目标，不可以根据TSH水平调整剂量。

（3）性激素

性激素替代治疗方案因不同性别、不同年龄、不同的生育需求而不同，青春期前一般不予治疗。替代治疗前后及过程中需要监测激素水平，女性乳腺、子宫内膜、卵巢，男性前列腺等。

女性：育龄期女性在无禁忌证的情况下建议尽早启动性激素替代治疗，常用雌孕激素序贯方案，并维持至普通女性自然绝经的平均年龄，建议在妇科内分泌专科医师指导下进行替代治疗。达到青春期年龄时采用小剂量雌激素促进第二性征发育。有生育要求者需要多学科团队可进行生育重建，常用尿促性素（HMG）促进卵泡发育，卵泡成熟后绒促性素（HCG）诱发排卵。

男性：推荐在无禁忌证的情况下进行雄激素替代治疗，国内常用的雄激素替代包括十一酸睾酮胶囊或丙酸睾丸酮注射剂。替代治疗的评估指标包括第二性征、性功能、睾酮水平和精液。有生育需求者，可选择HCG联合HMG的治疗方法，针对下丘脑病变引起的性腺功能减退可选用GnRH脉冲治疗。

（4）生长激素

生长激素缺乏在儿童、青少年期常表现为生长停滞或延缓，在成人常表现为非特异性症状如乏力等，并且增加代谢综合征和心血管疾病风险，因此在无禁忌证者建议行GH替代治疗。成人治疗建议结合年龄、性别及合并症从低剂量起始重组人生长激素（rhGH）治疗。对

60岁以上、糖代谢异常、肥胖者建议低剂量起始0.1~0.2 mg/d；30~60岁可于0.2~0.3 mg/d起始；30岁以下0.4~0.5 mg/d。治疗目标为：临床症状改善、无不良反应和血清IGF-1在性别年龄相应正常范围。达标后每半年评估临床表现、可能的不良反应和IGF-1水平。儿童和青少年GHD采用个体化原则，小剂量起始，根据体重、生长速度或IGF-1水平调整剂量，IGF-1不应超过性别年龄相应正常范围的高限。过渡期患者需注意重新评估GHD是否持续存在。

目前尚无证据显示生长激素替代会增加肿瘤的发生或复发风险；在生长激素缺乏的肿瘤患儿中，生长激素替代与肿瘤死亡率增加之间不存在关联证据。GH替代的时机尚无共识，需要患者及家属、肿瘤科、神经外科、内分泌科等多方共同讨论决定，权衡因素包括肿瘤性质（良性或恶性）、治疗方式等。颅咽管瘤患儿如影像学病灶稳定可在治疗后3个月评估生长激素轴功能以及对生长发育及代谢的影响，其他肿瘤患者可在治疗后且影像学稳定12个月后评估生长激素轴。成人垂体腺瘤或颅咽管瘤患者可在手术或放疗后至少随访1年，无肿瘤复发证据才可考虑起始替代治疗，但目前尚未达成共识。其他成人起病的恶性肿瘤例如乳腺癌，国际共识推荐至少无病间隔5年后再考虑生长激素替代。

（5）抗利尿激素

药物首选去氨加压素（DDAVP），常用口服片剂，每天0.05~1.2 mg，每日分1~4次给药。常以睡前给药作为起始治疗以减少夜尿，之后可按需加用早晨和/或中午给药。在不能口服给药或其他紧急情况下，可使用注射剂。治疗目标是改善多饮多尿症状，同时应避免过度治疗导致水中毒，治疗期间注意监测渴感、尿量、血钠、尿比重，必要时测量血尿渗透压，以指导调整药物剂量。

2.垂体危象的处理

垂体功能减退性危象（简称垂体危象）即垂体功能减退时由于肾上腺糖皮质激素和甲状腺激素缺乏，机体应激能力下降而诱发。突出表现为消化系统、循环系统和神经精神系统症状，如高热、恶心呕吐、循环衰竭、抽搐、昏迷等。对垂体危象昏迷的患者应立即进行抢救，此类患者病情往往复杂多变，建议MDT共同参与治疗。垂体危象重在预防，及时诊断和治疗垂体功能减退；同时需加强患者教育，在寒冷、感染、创伤、手术等应激情况下，糖皮质激素剂量适当增加。

危象抢救：①大剂量糖皮质激素为首选治疗：氢化可的松200~300 mg/d，分次静滴，情况好转后逐步过渡到生理替代量。②对症治疗：纠正低血糖、扩容等。③诱因治疗：积极抗感染、镇痛、治疗心脑血管疾病等。

（五）随访

接受治疗（包括鞍区手术、放疗史、免疫治疗等）的鞍区肿瘤患者，建议治疗前后进行全面的垂体-靶腺激素评估，及时发现垂体功能减退并开始替代治疗，定期随访激素水平，避免垂体危象及其他并发症的发生。病情稳定患者就诊内分泌科、肿瘤科；病情变化或复杂患者建议多学科门诊随访。

三、肿瘤免疫治疗引起的自身免疫性垂体炎

肿瘤免疫治疗是近年来癌症治疗模式上的一次重大变革与进步，已发展成为众多癌症的标准治疗方案。免疫检查点抑制剂（immune checkpoint inhibitors，ICIs）作为一类新型抗肿瘤药物，已经在多种恶性肿瘤治疗中表现出显著的疗效。ICIs主要分三类，细胞毒性T淋巴细胞相关抗原4（cytotoxic T-lymphocyte-associated antigen 4，CTLA-4）抑制剂、程序性细胞死亡受体1（programmed cell death protein 1，PD-1）抑制剂和程序性死亡配体1（programmed cell death ligand 1，PD-L1）抑制剂。ICIs在肿瘤治疗过程中及治疗后发生的副作用称为免疫相关不良事件（immune-related adverse events，irAEs）。免疫检查点抑制剂治疗相关性垂体炎（immune-related hypophysitis，irH）是接受ICIs治疗的肿瘤患者常见的irAEs之一，多见于伊匹木单抗（Ipilimumab）治疗。

（一）流行病学

irH的发生及发生时间与使用ICIs的种类、剂量和方案有关。有Meta分析显示CTLA-4抑制剂伊匹木单抗诱发垂体炎的发生率可达3.2%，PD-1抑制剂诱发的垂体炎发生率仅0.4%，而PD-L1抑制剂发生率小于0.1%。与淋巴细胞性垂体炎不同，irH更好发于老年男性，男女之比约为（2~5）：1。单用CTLA-4抑制剂发生irH时间为8~12周，PD-1/PD-L1抑制剂发生irH时间为12~20周，联合治疗时出现垂体炎相对较早。

（二）临床特点

irH临床表现缺乏特异性，差异也很大，部分患者早期可无任何症状。主要症状有：①头痛和乏力最为常见；②垂体前叶功能减退相关症状；③垂体占位效应和垂体后叶受累症状罕见。irH可出现一种或多种垂体激素缺乏，最常见的是TSH、ACTH、LH/FSH缺乏，GH缺乏和泌乳素异常少见，中枢性尿崩症极为罕见。其中，中枢性甲状腺功能减退及性腺功能减退常为一过性，肾上腺皮质功能减退多为永久性。

（三）实验室检查

1.垂体相关激素的检测详见第三节

2.抗垂体相关抗体

irH作为近年来一种新发自身免疫性垂体炎，针对抗垂体抗原的自身相关抗体在其中的发病机制、诊断价值及疾病预后中仍不十分清楚。研究较多标志物有：抗垂体抗体（anti-pituitary antibody，APA）、人类白细胞抗原（human leukocyte antigen，HLA）抗体和抗下丘脑（anti-hypothalamus，AHA）抗体。抗垂体相关抗体对于irH的诊断可能存在预测作用，目前受限于临床可及性、检测方法、准确性和特异性等因素，其诊断价值尚需进一步深入研究。

4.影像学检查

垂体MRI是辅助irH诊断和鉴别诊断的首选影像学

检查方法，有助于鉴别肿瘤转移、感染性垂体疾病和垂体腺瘤等。垂体影像学改变可在垂体炎临床和生化证据之前出现。MRI检查常显示垂体体积中度弥漫性增大，增强后明显强化，部分不均匀，有时伴有垂体柄增粗。但须指出，ICPis相关垂体炎的早期垂体MRI改变可能是轻微的、一过性的，因此MRI正常不能完全排除垂体炎。

5.病理特点

垂体活检取材困难，缺乏相关病理资料。

（四）诊断

目前暂无确切的诊断标准，根据现有研究建议参考以下：①有明确ICIs药物使用史，包括CTLA-4抑制剂、PD-1抑制剂或PD-L1抑制剂，且垂体炎发病在使用药物之后。②若在用药前基线垂体功能正常，用药后垂体激素缺乏大于或等于1种（必须有ACTH或TSH）且存在MRI异常；或用药后垂体激素缺乏大于或等于2种（必须有ACTH或TSH）以及有头痛或其他症状。

在诊断irH后，需要进一步对irH进行病情评估，以便指导其治疗及后续随访。根据不良反应通用术语标准（common terminology criteria for adverse events，CTCAE）

分 1—5 级（1=轻，2=中，3=重，4=危及生命，5=死亡）。建议成立 irH 多学科诊疗协作组（irH-MDT）共同参与讨论和决策治疗。

（五）治疗

1.激素替代治疗

对于接受 ICIs 治疗患者，特别是 CTLA-4 抑制剂治疗患者，应密切监测垂体激素水平和相关临床症状，注意避免感染等容易导致垂体危象的诱因。

（1）HPA 轴

临床有可疑垂体功能减退的征象，条件允许情况下立即留取血样测血皮质醇和 ACTH，无须等待检查结果即开始口服或静脉使用糖皮质激素。怀疑急性 ACTH 缺乏时，应立即采血测定皮质醇，同时予静脉氢化可的松治疗，待病情改善后逐渐减量过渡到口服生理剂量替代。

（2）HPT 轴

通常 ICIs 停用后可部分恢复，甲状腺激素替代可以在密切随访的情况下决定是否启用。首选左甲状腺素片，但注意开始替代前需评估 HPA 轴功能，如存在 HPA 轴功能减退优先替代糖皮质激素再予甲状腺激素替代。

（3）HPG轴

考虑到HPG轴功能多数可自行恢复，通常先随访观察。

（4）GH

基础疾病为恶性肿瘤，不推荐GH替代。

（5）垂体后叶

垂体后叶功能受损罕见。如需治疗，药物首选去氨加压素（DDAVP）。

2.CTCAE分级确定后续免疫治疗

CTCAE1-2级，可继续使用ICIs，并密切监测。CT-CAE3-4级的严重irH，急性期暂停或推迟使用ICIs治疗。待病情逐渐恢复、激素替代治疗平稳后，建议由irH-MDT决策是否继续使用ICIs治疗。

（六）随访管理

与ICIs所导致的其他相关不良反应相比，irH早期诊治后预后相对较好。HPA轴受损较难恢复，一般需长期糖皮质激素替代治疗，垂体其他轴腺功能常可恢复。

建议随访项目及频率：①垂体激素及靶腺激素测定（见第二节），此外电解质、尿比重、血尿渗透压等也可同时测定。确诊后前半年每个月评估1次；后半年可每

3个月评估1次；之后至少每2年复查1次，我们强调专科医生定期评估的重要性；②影像学检查：建议每3个月复查1次垂体MRI。

ICIs作为肿瘤治疗领域的重大突破，但是需要临床医师充分认识irAE，并予以高度关注。

[附录]

1.胰岛素耐受试验（ITT）

方法为静脉注射普通胰岛素0.05~0.15 IU/kg，疑有垂体功能减退的患者可用0.05 IU/kg，肥胖、胰岛素抵抗者采用0.15~0.3 IU/kg。注射前及注射后15、30、45、60、90和120分钟采血测血糖及血皮质醇及ACTH，生长激素。当血糖小于2.2 mmol/L或有低血糖症状如心悸、出汗、饥饿感等提示试验成功，进食纠正低血糖，严重者经生理盐水通路静推50%葡萄糖注射液。如45分钟仍未出现低血糖，予追加注射等量短效胰岛素，重新按第2次注射后时间点采血检测。

ITT是评判HPA轴功能的金标准，峰值皮质醇小于18 µg/dL提示肾上腺皮质储备功能减退。此试验慎用于老年人（大于或等于65岁），禁用于有心脏疾病和癫痫患者。

ITT是诊断GHD金标准。成人GH正常峰值大于等于5.0 μg/L，当GH峰值小于5.0 μg/L提示GHD。行此试验时注意肾上腺皮质功能减退者和甲状腺功能减退者先补充相应激素，并排除其他应激情况和药物对GH的影响。对于儿童和青少年，ITT中GH峰值小于或等于10 μg/L提示GHD，但需结合另一种激发试验才能确诊GHD。

2.小剂量ACTH兴奋试验

外源性ACTH可促进肾上腺皮质快速分泌皮质醇。原发性肾上腺皮质功能减退者或较长时间缺乏内源性ACTH刺激的中枢性肾上腺皮质功能减退患者对外源性ACTH反应减弱。临床疑似中枢性或原发性肾上腺皮质功能不全患者、长期应用糖皮质激素治疗者逐步减量至最小剂量的停药前评估。该功能试验方法较低血糖兴奋试验安全、简便；中枢性肾上腺皮质功能减退病程不足3个月者不适用，可出现假阴性结果。

国外采用静脉注射 1 μg 合成的 ACTH1-24（Cosyntropin）注射液。国内因ACTH1-24未上市，方法多采用25单位ACTH加入5%葡萄糖250 mL中稀释，静置半小时充分溶解后取 1 mL（即0.1单位ACTH）静脉推注，注射前0分钟，注射后30、60分钟采血检测皮质醇。峰值小于18μg/dL提示肾上腺储备功能不足。

3.戈那瑞林（LHRH）兴奋试验

在正常生理情况下注射LHRH可刺激腺垂体释放黄体生成素（LH）和卵泡刺激素（FSH），特别是LH可升高数倍。该试验主要用于了解垂体促性腺激素的储备情况。方法为将LHRH100μg溶入10mL生理盐水中，在30秒内静注完毕，分别于注射前、注射后15、30、60、90和120分钟采血检测LH、FSH。单次注射LHRH后FSH、LH反应差，可采取延长试验，即每日静注LHRH100μg，连续3~5天，最后一次注射后重新按上述时间采血复测LH、FSH。注射后30~45分钟内出现峰值，正常者LH升高3~6倍以上，FSH升高20%~50%以上。如病变在下丘脑，基础值不高，注射后LH能相应升高，或单次注射LHRH后垂体反应差，但在LHRH注射数日后能良好兴奋；如病变在垂体，基础值不高，单次和多次注射LHRH后LH均不能被兴奋。

4.胰高糖素激发试验（GST）

评价GHD的功能试验之一。GST具体重复性好，安全可靠，操作简单。但需肌肉注射给药，试验持续时间长，对糖耐量异常患者的诊断准确性不明确。方法为肌内注射胰高糖素 1 mg（体重小于或等于 90 kg）或 1.5 mg（体重大于 90 kg），注射后 0、30、60、90、120、150、180、210 和 240 分钟采血测血糖及血 GH。对 BMI 小于 25 kg/m²，或 BMI 25~30 kg/m² 且高度怀疑成人 GHD 患者，以 GH 峰值小于或等于 3 μg/L 作为诊断切点；对 BMI 大于 30kg/m²，或 BMI 25~30 kg/m² 且低度怀疑时，以 GH 峰值小于或等于 1 μg/L 作为诊断切点。

5.禁水加压试验

正常人禁水后抗利尿激素（ADH）分泌增加，使尿量减少、尿渗透压升高，血渗透压和血容量基本保持不变。中枢性尿崩症因缺乏 ADH，禁水后尿量减少不明显、尿渗升高不明显，由于禁水可出现体重下降、血渗透压升高；而注射垂体后叶素后尿量明显减少、尿比重和渗透压升高；肾性尿崩症患者 ADH 不能正常发挥作用，禁水和垂体后叶素均不能使尿量减少，尿比重和渗透压无明显升高。已发生脱水、高钠血症的患者禁用。

方法：记录禁水试验前基础值，包括每小时尿量、尿比重、尿渗透压、血渗透压、血钠、体重、血压及心率。开始禁水时间根据患者尿量而定，轻者可从试验前夜22时开始，重者可从当天6时开始，需记录禁水后每次排尿量。试验日晨7时排净尿液，此后每小时排尿1次，记录每小时尿量、测定尿比重并留尿样10 mL送检尿渗透压，每小时测体重、血压及心率并记录。连续2次尿量变化不大和尿比重不变判断为"平台期"，或出现体重降低达3%或血压下降时采血测定电解质和血渗透压；皮下注射垂体后叶素5单位，监测注射后每小时尿量、尿比重和尿渗透压，连续2小时。

结果判读：完全性中枢性尿崩症患者禁水后尿量减少不明显，尿比重、尿渗透压上升不明显，伴体重下降，可伴血钠和血渗透压升高；注射垂体后叶素后尿量明显减少，尿比重、尿渗透压上升幅度超过50%。部分性中枢性尿崩症者，禁水后尿液有一定程度的浓缩，但注射垂体后叶素后尿渗透压上升幅度至少达到10%。

第五章

肿瘤治疗相关肾上腺皮质功能损伤

肾上腺皮质功能减退症除传统意义上原发肾上腺皮质功能减退及下丘脑-垂体功能低下而致的肾上腺皮质萎缩及功能低下外。近年，日新月异的肿瘤治疗方案造成肾上腺皮质功能损伤越发受关注。

一、抗肿瘤药物治疗引起的肾上腺皮质功能损伤

近年来，药物治疗成为肿瘤综合治疗不可或缺的方法之一，肾上腺对控瘤药物极为敏感，容易受到药物毒性影响。多种控瘤药物如激素类、化疗、靶向药物和免疫检查点抑制剂均在发挥控瘤作用的同时引起肾上腺皮质功能损伤。

（一）免疫检查点抑制剂

免疫检查点抑制剂（ICPis）是一类通过调控细胞毒性T细胞活化增强机体免疫应答对抗肿瘤。目前用于临床的ICPis主要三类：CTLA-4抑制剂、PD-1抑制剂、PD-L1抑制剂。过度活化的免疫细胞可致机体产生自身免疫损伤，即免疫相关不良反应（irAEs）。ICPis所致内分泌不良反应可能由自身反应性T细胞、自身抗体和细胞因子等多种途径共同导致。内分泌腺体血供丰富可能增加其对上述机制敏感性，从而成为较常受累靶点之一。

内分泌系统irAEs对原发疾病治疗和生活质量有显著影响，重者甚至危及生命，是肿瘤免疫治疗的新挑战。

ICPis相关肾上腺皮质功能不全（primary adrenal insufficiency，PAI）可为ICPis治疗相关垂体炎导致垂体功能减退首要表现，也可能是ICPis治疗后引起PAI。

1.临床表现

ICPis相关PAI临床表现缺乏特异性，结合患者既往病史和ICPis用药史，出现以下症状或体征时需考虑PAI：全身乏力、疲劳、脱水、发热、低血压、消化系统症状（厌食、恶心、呕吐、腹痛、腹泻等）、精神症状（冷漠、焦虑、抑郁等）、皮肤色素沉着、体重下降等，重者可发生肾上腺危象。

2.诊断原则

考虑ICPis相关PAI应结合ICPis用药史及既往用药史。可通过8：00血皮质醇、ACTH和血清电解质等检查评估HPA轴功能，必要时可行ACTH兴奋试验。需与继发性肾上腺皮质功能不全鉴别。可检测抗21-羟化酶抗体及肾上腺CT排除其他病因，具体诊断和鉴别步骤见本节后肾上腺功能损伤的诊断部分。

3.处理原则

见后面诊断治疗章节。如疑为ICPis治疗后引起肾上腺功能减退，应立即启动糖皮质激素治疗，避免垂体危象或肾上腺危象发生，同时注意控制感染等诱因。必要时还需补充盐皮质激素（氟氢可的松0.05~2 mg/d）。由于后续需要长期糖皮质激素替代治疗，应接受内分泌激素长期随访和监测。具体治疗和管理见后肾上腺功能损伤的治疗和管理部分。

4.预后及临床转归

ICPis相关PAI较为罕见，若能得到及时诊治常预后较好。未能得到及时救治的PAI可能是永久的，需长期激素替代治疗。在ICPis单药或联合治疗过程中建议每2至3周监测8：00血皮质醇、ACTH以及生化指标，根据检查异常结果，给予相应处理。部分患者肾上腺皮质功能不全症状出现较晚，甚至在ICPis治疗结束后才出现，因此建议在ICPis治疗后至少随访1年以监测症状和上述检查结果。ICPis相关PAI患者在接受激素替代治疗且病情稳定后，可考虑重启ICPis治疗，此外，患者肿瘤应答状态也是决定是否重启ICPis治疗的一个重要因素。

综上所述，免疫检查点抑制剂引起的内分泌系统并发症首发症状可能不典型，常误认为由肿瘤本身引起。因此，肿瘤患者在接受ICPis治疗过程中应进行全程管理，关注内分泌激素改变引起的临床症状，及时完善相应内分泌激素和生化指标检测。

（二）激素类药物

激素类控瘤药物主要通过与激素受体特异结合发挥作用，包括糖皮质激素、人工合成孕激素制剂等。

1.糖皮质激素诱导的肾上腺皮质功能不全

长疗程和大剂量使用糖皮质激素（glucocorticoid，GC）不仅可抑制下丘脑分泌CRH和垂体分泌ACTH，还可直接抑制肾上腺合成和分泌皮质醇，是导致继发性肾上腺皮质功能不全主要原因之一。临床症状常不典型，轻者为恶心、纳差、乏力等，重者可因急性应激突然出现严重酸中毒、电解质紊乱、休克等，危及生命。因此，加强接受长期GC治疗患者宣教，停用GC治疗后出现上述症状患者及时进行肾上腺皮质功能评估，如出现肾上腺皮质功能不全，应及时予生理剂量氢化可的松治疗。

2.人工合成孕激素制剂

人工合成的17α-羟孕酮类孕激素制剂（如甲羟孕酮、甲地孕酮、环丙孕酮和氯地孕酮）越来越多用于乳腺癌、子宫内膜癌、前列腺癌等恶性肿瘤治疗。人工合成孕激素制剂因结构与GC相似，可与GC受体结合，通过抑制HPA轴引起肾上腺皮质功能不全。这种抑制作用发生率与人工合成孕激素制剂累积用药剂量和用药时间呈正相关。

大部分肿瘤患者在使用人工合成孕激素制剂治疗期间，因药物产生糖皮质激素类似作用，通常在此段患者无肾上腺皮质功能不全症状，而在长期停用人工合成孕激素制剂治疗后，被抑制的HPA轴功能尚未恢复，此阶段会出现肾上腺皮质功能不全症状，需引起临床警惕，及时进行HPA轴功能评估并及时给予GC替代治疗。

（三）化疗药物

FOLFOX/FOLFIRI（亚叶酸+5-氟尿嘧啶+奥沙利铂/伊立替康）序贯化疗方案对多种恶性肿瘤有效。化疗药物可通过不同代谢阶段协同作用，包括DNA损伤和调节参与细胞凋亡和增殖信号通路，诱发多种毒性从而对HPA轴及RASS系统产生影响。研究发现用FOLFOX/FOLFIRI序贯化疗治疗胃肠肿瘤，患者血液中ACTH和皮质醇水平先下降后升高，可能机制为奥沙利铂释放的草酸螯合胞内Ca^{2+}，引起Ca^{2+}浓度下降，暂时抑制了下

第五章　肿瘤治疗相关肾上腺皮质功能损伤

丘脑、垂体及肾上腺细胞分泌功能，而伊立替康具胆碱能样作用，可促进ACTH和皮质醇合成与分泌。

（四）靶向药物

靶向药物可特异性与病变部位结合发挥作用，并在目标部位蓄积或释放有效成分。靶向制剂可使药物在目标局部形成相对较高浓度，从而在提高药效同时抑制毒副作用，减少对正常组织和细胞的伤害。

舒尼替尼及其体内代谢产物是一种小分子多靶点酪氨酸激酶抑制剂，可以通过时间和剂量依赖方式诱导大鼠和食蟹猴肾上腺皮质毛细血管损伤，且血液中激素水平变化先于形态学改变，提示舒尼替尼引起相关肾上腺损伤是多种因素共同作用结果。

血管内皮生长因子（VEGF）在多种肿瘤细胞上均有表达，因此VEGF或其受体靶向药物被广泛用于治疗各种肿瘤。全身系统性使用抗VEGF药物可引起毛细血管窗孔形成障碍、降低毛细血管网密度从而影响血液中肾上腺皮质激素含量，同时血流灌注减低会对肾上腺腺体产生一定破坏作用。目前关于抗VEGF药物导致肾上腺损伤临床研究越来越多，研究报道贝伐珠单抗、仑伐替尼、凡德他尼等均可致肾上腺皮质功能不全，但因相关临床研究样本量小、未设对照等缺乏说服力，未来还需探索与验证。此外，部分靶向药物也可影响垂体ACTH细胞和下丘脑CRH细胞，对细胞增殖和肾上腺GC分泌具调节作用。

二、放疗引起的肾上腺皮质功能损伤

肾上腺对放疗具有一定耐受性，肿瘤放疗直接导致肾上腺皮质功能损伤报道少，肿瘤放疗引起肾上腺皮质功能不全多见于脑部肿瘤放疗后引起的下丘脑或垂体功能减退，导致CRH或ACTH分泌减少而引起三发性或继发性肾上腺皮质功能不全。动物研究发现低剂量照疗会致小鼠肾上腺发生皮质腺瘤，但临床尚无放疗对人肾上腺致癌的文献报道。

三、手术治疗所致肾上腺皮质功能损伤

在肿瘤治疗过程中，如采取手术方式选择双侧肾上腺部分切除或孤立肾上腺的患者进行单侧肾上腺部分切除，术后需关注继发性肾上腺皮质功能减退的发生。

四、肾上腺皮质功能损伤诊断

患者存在某些非特异性症状（皮肤变黑、疲劳、厌食、体重减轻、低血压、低钠血症和高钾血症等），应怀疑肾上腺功能不全（AI），如病情危重，应考虑肾上

腺危象可能。一般检查：①低血糖（空腹血糖小于70 mg/dL）；②低钠血症（血清Na小于135 mEq/L）；③正色素性贫血（男性：小于13 g/dL，女性：小于12 g/dL）；④低血清总胆固醇水平（总胆固醇小于150 mg/dL）；⑤外周血嗜酸性粒细胞增多（嗜酸性粒细胞大于等于8%）；⑥外周血相对白细胞减少和淋巴细胞增多；⑦高钾血症；⑧高肾素低醛固酮水平。尿游离皮质醇检测不应用于肾上腺功能不全诊断。

首先行功能诊断，是否为肾上腺皮质功能减退（如图1、图2），再行病因诊断，如图3所示。

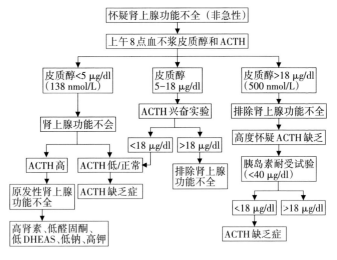

图1

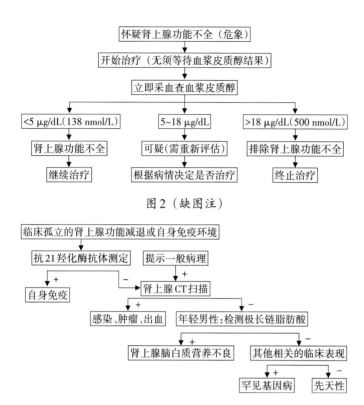

图2（缺图注）

图3

五、肾上腺皮质损伤的预防

1）增强自身身体素质，避免发生各种微生物感染（结核、真菌、病毒等）。

2）加强医务工作者培训学习，让其尽早识别原发性肾上腺皮质功能不全（primary adrenal insufficiency,

PAI）这一疾病并行规范化治疗，以便在危象发生前做出处理。

3）加强已确诊PAI患者的教育，预防肾上腺危象发生。

六、肾上腺皮质功能损伤的治疗

1）对有肾上腺危象的成人，立即静注氢化可的松100 mg，使血皮质醇浓度达到正常人在发生严重应激时水平，然后每6小时100 mg，第2、3天减至每天300 mg，分次静滴，如病情好转，继续减至每日200 mg，继而100 mg。若呕吐停止，可进食者改为口服。如肾上腺功能不全诊断前尚不清楚，则需在进行皮质醇和ACTH检测后，立即开始治疗。补充液体：第一个小时内给予1 L等渗生理盐水，第1、2日内补充生理盐水每日2000~3000 mL，根据患者临床表现和血流动力学监测，调整输注速度和等渗盐水容量（低血糖时为10%葡萄糖）。积极治疗感染和其他诱因。

2）围术期，为预防肾上腺危象，根据手术侵袭性建议氢化可的松（HC）的剂量：小手术HC 30~50 mg/d，轻至中度手术25~75 mg/d，大手术150 mg/d。上述剂量可给药几天，此后可逐步减量。

3）长期 GC 替代疗法，每日皮质醇生理生成量约为 5~6 mg/m² 的体表面积。氢化可的松推荐剂量为 15~25 mg，通常每天 2~3 次，50%~66% 在早上醒来时服用。如每天给药 2 次，第二次剂量常在早上剂量后 6~8 小时给药。如每天给予 3 次，第二次剂量在清晨剂量后 4~6 小时给予，第三次剂量在此剂量后 4~6 小时给予。根据体重调整剂量（早餐前 0.12 mg/kg），以减少白天皮质醇浓度过量的时间间隔，并减少皮质醇含量变异性。关于给药频次决定还基于患者偏好、日常活动差异和患者经验。

4）目前还无可靠生化标志物来评估 GC 替代治疗中的剂量适宜性，因此剂量调整是由临床判断和对 GC 替代不足和过度替代症状和体征主观感知指导的。目标是以最低日剂量类固醇达到最佳的临床结果。皮质醇日曲线在常规监测中价值不大。只有当怀疑吸收不良或代谢清除率增加时，定时测量血清皮质醇才有价值。监测血浆 ACTH 无价值。24 小时尿游离皮质醇排泄显示很大个体间变异性，与正常参考范围比较无价值。这是因为 GC 制剂的药代动力学特性，在外源性给予 GC 后，可快速克服肾脏排泄阈值。由于药物代谢酶（如 CYP3A4）诱导需要增加氢化可的松剂量的药物有利福平、抗癫痫药物如苯妥英、苯巴比妥、卡马西平、丙戊酸、丙酮和乙氧磺酰胺，以及降糖药如吡格列酮。使用米托坦时，有时需增加GC替代剂量，因为它对皮质醇结合球蛋白（CBG）有增强作用，因此需要增加GC替代剂量。以下药物可能增强GC作用，当这些药物与GC同时使用时，需减少GC剂量。抑制CYP3A4活性的药物包括地尔硫卓、西咪替丁、阿瑞吡坦、伊曲康唑、利托那韦（和其他抗逆转录病毒药物）和氟西汀（和其他选择性5-羟色胺再摄取抑制剂）等。

5）GC替代治疗后，患者仍有失盐迹象，有必要使用氟氢可的松0.05-0.20 mg每天早上一次，结合患者水肿、血钠和钾浓度、尿钠排泄、血浆肾素活性（PRA）调整剂量等。PRA完全正常化可能导致高血压、水肿和低钾浓度；因此，最好将PRA设置在正常范围高值。

6）肾上腺雄激素缺乏发生于PAI，一些随机研究已检验了脱氢表雄酮替代对肾上腺功能不全影响。总的来说，脱氢表雄酮有益主观影响很小，但每天10~25 mg剂量可改善性欲、情绪和心理健康。因长期使用安全数据不够，最近内分泌学会指南建议不要常规使用。

7）病因治疗。

七、肾上腺皮质功能低下的管理

对患者教育要点：①不要根据自己主观判断停止口服GC。②在身体应激期间，例如流感、发烧、拔牙和增加身体活动（包括不习惯地运动或体育比赛时）需额外增加服用GC。在运动开始前给予2.5~5.0 mg氢化可的松，在运动期间每2~4小时重复给药都是有益的。耐力运动员可能还需增加氟氢可的松剂量，或在长时间运动时额外补充盐分，特别是在炎热气候条件时。同样，前往炎热环境患者可能需要增加氟可的松剂量或增加盐摄入量，或两者兼有。③要清楚认识到，如果在应激状态下没有及时增加类固醇剂量可能导致肾上腺危象，其表现：明显全身不适、恶心、呕吐、发烧、腹痛和低血压等。严重者可出现意识障碍和低血容量性休克。④随身携带一张急救卡，注明：疾病名称、治疗方法、联系人以及负责您的医生的详细信息。⑤每年至少到内分泌科门诊复诊一次。

第六章

肿瘤相关女性性腺和
乳腺功能紊乱

恶性肿瘤患者，有性腺和生育力保护意愿者越来越多，随着恶性肿瘤治疗进展，患者长期生存率得到很大提高，如乳癌患者5年生存率可达90%，女性生殖细胞恶性肿瘤和绒癌可化疗或化疗联合手术治愈，很多恶性肿瘤通过综合治疗可获长期生存。然而，细胞毒性药物、放疗与手术等可致女性生育力严重损伤，如经骨髓移植前的超大剂量化疗后，可致大约70%以上患者发生早发性卵巢功能不全，早绝经风险可升高20倍。因此，肿瘤相关性女性性腺和乳腺功能紊乱的防治显得十分重要，应引起相关学科高度重视。

一、肿瘤本身导致的女性性腺功能紊乱

女性性腺功能紊乱主要指卵巢激素分泌功能和排卵功能紊乱或丧失。有研究显示子宫也有激素分泌能力，但子宫分泌激素量极少，因此本指南女性性腺功能指卵巢功能。

1）卵巢原发肿瘤或转移性肿瘤都可能导致卵巢功能紊乱或丧失。卵巢肿瘤最多见的是上皮性肿瘤，一般无激素分泌紊乱，由于卵巢肿瘤本身需卵巢切除，会导致卵巢内分泌激素丧失，引起相应激素缺乏所致器官功能减退。

2）卵巢原发肿瘤中部分性索间质肿瘤具甾体激素分泌功能（如颗粒细胞瘤、卵泡膜细胞瘤、支持-间质细胞瘤等），导致过量雌激素，有时出现高雌（雄）激素，可致相应高雌激素、雄激素临床表现。卵巢甲状腺肿瘤可分泌甲状腺素，可出现程度不一甲亢症状。卵巢绒癌可分泌大量绒毛膜促性腺激素，引起闭经甚至类早孕反应。

3）卵巢转移瘤可通过破坏正常卵巢内分泌细胞（如颗粒细胞、支持细胞、间质细胞等）引起卵巢激素分泌功能受损。部分卵巢转移瘤本身具有分泌异位激素能力，如具有激素分泌能力的胃癌转移到卵巢，可能表现异位激素分泌的相关症状。

由于卵巢激素分泌功能受下丘脑-垂体-性腺轴调节，因此来自CNS的肿瘤（主要是下丘脑和垂体肿瘤）可通过异常分泌促性腺激素或促性腺激素释放激素导致卵巢甾体激素分泌异常，引起性早熟、闭经、月经紊乱等激素相关症状。

二、肿瘤治疗导致女性性腺功能紊乱

（一）化疗导致的卵巢功能损伤

已知可能对卵巢功能产生不良影响因素，化疗药物能诱导卵巢衰竭或功能丧失。

化疗是通过化学药物杀伤增殖瘤细胞，根据化疗药物与细胞周期关系，可以分为周期特异性药物和周期非特异性药物，无论是周期性或非周期性化疗药都通过影响细胞分裂来杀灭瘤细胞，增殖速度快的细胞和组织受化疗影响最大，细胞周期非特异性药物，作用机制是直接破坏DNA双链，可杀伤包括静止期（G0期）细胞在内的各种增殖状态细胞因而对癌细胞作用强而快。在能耐受的毒性范围内，剂量-效应曲线接近直线，在浓度和时间关系中浓度是主要因素。周期非特异性药物对癌细胞作用较强而快，能迅速杀死癌细胞，其杀伤能力随剂量增加而增加。主要包括烷化剂、蒽环类抗生素和铂类，还有鬼臼毒素类和喜树碱类细胞周期特异性药物只能杀伤处于增殖周期中特定时相细胞，有些药物能在几个时相同时发挥作用，作用弱而慢，需一定时间才能发挥杀伤作用。因此有剂量-效应曲线，时间是主要疗效影响因素，因此需要持续给药。周期特异性药物作用较弱而慢，需要一定时间才能发挥其杀伤作用。常用的有：M期特异性药物，如长春碱类、紫杉类。

（二）影响卵巢功能的化疗药物

卵巢不同发育阶段的卵泡细胞受化疗药物影响大，

影响程度也不一样。不同化疗药物，对卵巢组织的毒性作用也不相同。依据化疗药物对卵巢组织的损伤程度不同。可分为：①对卵巢有损伤的药物：如环磷酰胺，对性腺有明显毒性作用，烷化剂通过改变碱基对导致DNA交联，并引发DNA断裂。因此，烷化剂既可影响卵母细胞等静息细胞，也可影响分裂细胞，同时能加速原始卵泡启动并形成熟卵泡转化，使卵泡池耗竭。使用环磷酰胺化疗可致雌孕激素水平低下，出现闭经。这些影响呈年龄、剂量和药物依赖性。相比年龄较大的女性，年轻女性受影响较少，可能是因为后者剩余卵母细胞更多。②对卵巢近乎没有损伤的药物，包括甲氨蝶呤、氟尿嘧啶等，其作用主要针对分化期细胞。而此时卵巢始基卵泡细胞尚处于静止期，故几乎不引起卵巢损害。③对卵巢损害作用未能明确的药物有如阿霉素、顺铂等。

来自性索间质成分的卵巢颗粒细胞和卵泡膜细胞具有较快的分裂能力，因此化疗药物对卵巢颗粒细胞和卵泡膜细胞的影响比对非分裂状态卵母细胞更大。由于颗粒细胞和卵泡膜细胞是产生雌激素的主要细胞，因此化疗药物对颗粒细胞的影响主要表现为性激素分泌水平下降。

化疗对卵巢功能的影响十分明显，差异很大，曾接受化疗女性患者，其卵巢原始卵泡数量减少，较大成熟卵泡数量减少更多，对卵泡发育影响超过对卵母细胞储备的影响，卵泡耗竭，导致卵巢早衰或永久性卵巢功能减退，造成不可逆卵巢早衰和永久性闭经。

接受化疗的许多患者，尤其是40岁以下者，在化疗期间发生闭经，并伴有血清促性腺激素浓度升高，但停止治疗后数月至数年，部分患者月经和生育力有可能恢复。说明部分化疗药物对卵巢功能影响可能非永久性的，或卵巢通过某些机制部分代偿了化疗药物不良影响。

不同肿瘤化疗药物所致卵巢功能损害差异很大：在大剂量单药治疗后，部分女性卵巢功能正常，而另一些同龄女性会发生永久性闭经。由于大多数女性会接受多药联合化疗，评估某特定化疗方案对卵巢功能影响的临床价值更大。例如，治疗霍奇金淋巴瘤的"氮芥+长春新碱+丙卡巴肼+泼尼松"（MOPP）方案在12%~46%女性中诱发永久性卵巢功能减退，特别是24岁以上女性中闭经发生更快且发生率更高。而"多柔比星+博来霉素+长春碱+达卡巴嗪"（ABVD）方案导致卵巢功能衰竭发生率更低。一项研究纳入了35例接受不同治疗青春期前或青春期后白血病女孩，在治疗后平均49个月仅3例发生原发性腺功能减退；其中2例分别在8个月和14个月后恢复了月经。经环磷酰胺、阿糖胞苷和其他药物治疗及脑部放疗急性淋巴细胞白血病女孩青春期发动提前，但血清卵泡刺激素水平升高、抑制素浓度降低，提示颗粒细胞和卵泡膜细胞受到损伤。

目前还无法预测接受化疗的患者是否能恢复卵巢内分泌和排卵功能。

（三）放疗导致的卵巢功能损伤

卵巢位于盆腔，卵巢对射线非常敏感，电离辐射可直接引起卵泡DNA损伤，导致卵泡萎缩，卵巢卵泡储备减少，对卵母细胞的损伤较大，且不可逆转。几个因素已被确定为卵巢衰竭的重要决定因素，包括辐射剂量、辐射暴露时年龄和放疗野范围。因此，盆腹腔放疗对卵巢组织有直接损伤，根据放疗部位和剂量产生不同损伤，小于等于2 Gy放射剂量可摧毁50%未成熟卵母细胞，儿童接受10~20 Gy，成人接受4~6 Gy会导致卵巢功能永久性丧失，放疗肿瘤学协作组（RTOG）提出的卵巢剂量限制性损伤剂量：Dmax小于12 Gy、TD50/5=

6.25~12 Gy、TD5/5=1 Gy。

用数学模型计算出不同年龄女性诱发女性即发/永久性不育症的有效照射剂量，供参考。

表3

	出生时	10岁	20岁	30岁
继发不育（Gy）	20.3	18.4	16.5	14.3
永久性损伤（Gy）	18.9	16.9	14.9	12

40岁以下的妇女对放射线敏感性相对较低，估计20 Gy才会导致卵巢功能永久丧失，而超过40岁的妇女则仅需6 Gy射线即可导致卵巢功能永久衰竭。大于40岁的移位卵巢保留功能的成功率较低，因此建议小于40岁的年轻妇女放疗时需考虑卵巢功能保护。

（四）靶向免疫治疗导致的卵巢功能损伤

卵母细胞对DNA损伤和传统肿瘤治疗非常敏感，通常比非转化的体细胞甚至癌细胞更敏感。研究证实肿瘤放化疗可能对女性卵巢产生不可逆损伤，导致不孕和过早绝经，治疗前需做好充分预防。然而，靶向治疗及免疫治疗对卵巢功能和生育力影响研究较少。

酪氨酸激酶抑制剂（TKIs）是一类能阻断细胞表面酪氨酸激酶受体磷酸化从而抑制细胞信号转导的小分子

靶向抗癌药物，TKIs大大提高了胃肠道间质瘤、慢性粒细胞性白血病等肿瘤患者的无进展生存期，随肿瘤诊疗水平的提高，育龄期肿瘤幸存者数量呈指数级增长，相应地，有保留生育功能需求的患者也相应增加。Ramb-hatla A等综述了TKIs（伊马替尼、尼洛替尼、达沙替尼和博苏替尼）对男性和女性生育能力、胚胎发育和早期妊娠的影响，并探讨使用TKIs患者保持生育能力的考虑因素；结果显示TKIs对卵母细胞和精子成熟、性腺功能和整体生育潜力有一定负面影响。TKIs已被证明可破坏初级卵泡发育过程，通过阻断PDGFR-a受体减少总卵泡数。同样，大量证据表明src家族激酶在中期II卵母细胞成熟和减数分裂纺锤体功能中具有重要作用。在伊马替尼存在下，卵巢功能会受到损害，从而影响患者的生育能力，TKIs通过减少原始卵泡比例对卵巢储备产生负面影响。尽管研究已经表明TKI会影响卵泡发育，但仍有大量案例报告，使用TKI时怀孕的女性至少保留了一些性腺功能。

随着免疫治疗在越来越多的实体瘤中取得可喜临床进展，其已成为肿瘤不可或缺的治疗手段，但由于免疫检查点抑制剂等免疫治疗药物在FDA批准前并未进行生殖毒性或生育研究，因此对这方面所知甚少。近期，澳大利亚研究人员利用小鼠模型，评估了PD-1和CTLA-4对卵巢的影响，发现免疫检查点抑制剂增加卵巢内免疫细胞浸润和肿瘤坏死因子-α表达，减少了卵泡储备，损害了卵母细胞成熟和排卵能力。表明免疫检查点抑制剂有可能损害女性肿瘤患者的生育能力，由于原始卵泡一旦耗尽就无法补充，因此，免疫检查点抑制剂对生育能力的不利影响可能是永久性的。提示对于接受免疫治疗的女性，应考虑如何保持生育能力，并应在未来研究预防策略。

三、卵巢功能紊乱的筛查

目前还无办法准确预测接受治疗的肿瘤患者是否会出现卵巢功能衰退及其程度。

临床上常用血清抗苗勒管激素、抑制素和卵泡刺激素来评估卵巢储备功能。血清抗苗勒管激素浓度在放、化疗期间快速下降，可能有助于评估放、化疗方案的卵巢毒性。但是这几种血清标志物的临床价值还不明确。接受烷化剂治疗、盆腔外照射放疗、中枢神经系统放疗（尤其下丘脑或垂体放疗）的育龄期患者是发生卵巢功能紊乱的高危人群，育龄期的宫颈癌患者如接受盆腔外照射将导致极高比例闭经，这些高危患者应做卵巢功能的筛查。

临床上还需根据患者的肿瘤病理类型进行卵巢功能紊乱筛查。对血流丰富的盆腔实性包块，尤其合并有不规则阴道出血或闭经、声音低沉、痤疮、喉结突出、体毛增多等性激素异常表现时，应进行血清雌激素、雄激素、卵泡刺激素（FSH）、黄体生成素（LH）检测，有条件可检测 AMH 和抑制素，以明确有无功能性卵巢肿瘤导致的激素水平异常。当患者有性激素异常表现，但是无卵巢肿瘤证据时，要注意排查肾上腺、中枢神经系统疾病。对接受放化疗患者，可通过对比雌激素、雄激素、FSH、AMH、抑制素基线水平和治疗期间动态变化及早发现卵巢功能衰退。

四、卵巢功能紊乱或功能丧失的诊断

部分患者卵巢功能纹紊乱轻微，激素水平升降不大，因此无症状。这些患者常是在发现卵巢肿瘤后行激素水平测定才发现激素异常。另一些患者会出现激素水平过高/缺失的相应临床表现。比如，卵巢颗粒细胞瘤分泌过量的雌激素，出现阴道不规则出血、月经周期紊乱、绝经后阴道出血。如出现高雄激素血症，则导致月经减少、闭经、体毛增加、声音低沉、痤疮等雄激素过多表现。激素异常相关症状是有些患者首发或最明显症状，随后才发现相关肿瘤。

接受化疗和放疗的患者，主要出现激素水平降低、排卵障碍甚至不排卵表现，临床表现为月经稀发、经量减少乃至闭经。通过测定血清雌激素、睾酮、卵泡刺激素和抗苗勒氏管激素可定量说明卵巢功能紊乱程度。

五、肿瘤治疗导致卵巢功能紊乱的预防

（一）化疗药物对卵巢损害的防治与保护

化疗对于卵巢的损害及生殖功能的影响是肯定的。在放、化疗期间通过抑制卵巢功能，主要是抑制卵母细胞激活和卵泡发育并最终抑制排卵。因此要尽量减少治疗对卵巢的毒性。烷化剂化疗早期，卵巢损害主原理为原始卵泡急剧消耗，所以化疗期间阻止原始卵泡过度启动是保存卵巢功能重点。随着化疗周期数增加，卵巢局部血供障碍，颗粒细胞破坏明显，雌、孕激素、促卵泡素和黄体生成素等性激素发生紊乱，临床表现为月经周期异常或闭经，或终将致卵巢早衰，因此，化疗药物对卵巢毒性作用是复杂而长期的，而卵巢保护则应贯穿于化疗各阶段始末。

（二）药物保护

注射下丘脑促性腺激素释放激素（GnRH）激动剂或口服避孕药是目前采用的两种方法。在动物中，GnRH激动剂可降低化疗诱导卵巢损伤风险。这种方法对人类是否有效还无充分证据。目前还无大型、前瞻性对照研究证明GnRH激动剂对卵巢功能的保护作用。添加GnRH激动剂可能对保护月经功能有益，无证据证实GnRH激动剂能提高化疗后自然受孕率。促性腺激素释放激素激动剂（GnRH-a）类似物，可在一定程度上减轻化疗药物对卵巢损伤，但临床上尚无消除化疗药物对卵巢组织损伤的有效措施，在确定化疗方案之前，应重视对化疗药物选择和卵巢功能的保护，预防化疗后卵巢早衰发生。

由于部分肿瘤细胞表达GnRH受体，因此有人认为使用GnRH激动剂可能对肿瘤预后不利。口服避孕药通过抑制排卵发挥作用，但其对化疗期间卵巢保护作用证据更少。另外，恶性肿瘤和化疗都是血液高凝导致血栓的危险因素，口服避孕药，有的孕激素是否会进一步增加血栓风险也是值得关注的问题。

（三）化疗或放疗前卵巢冻存与移植

卵巢组织冻存与移植主要针对预期寿命长，卵巢发育成熟，化疗效果好的恶性肿瘤患者，包括儿童血液病、生殖细胞恶性肿瘤最佳适应证为青春期或青春前患者、育龄期或有生育意愿且放化疗无法延迟的患者。主要适应证为年龄小于等于35岁，也可根据卵巢储备情况和个人意愿适当放宽年龄限制，实验室检查卵巢储备功能较好，需排除卵巢恶性肿瘤或卵巢转移，或转移风险高的患者。卵巢组织冻存与移植包括：卵巢组织活检取材与转运，卵巢组织处理与冻存，卵巢组织移植与移植后随访等关键技术实施等。冷冻保存卵巢组织是近年开展的试验性卵巢功能保护手段，理论上既能保留卵子发育，也能保留卵巢激素分泌功能。但卵巢移植和保存尚处于试验性研究阶段，且冻存卵巢组织移植回体内后能在多大程度上恢复性腺功能还有待研究。

胚胎冷冻保存技术成熟，包括胚胎冷冻、卵母细胞冷冻和卵巢组织冷冻。可为准备行辅助生殖患者储存剩余胚胎。胚胎冷冻对于未婚女性或者不准备采取辅助生殖措施的女性不适合，并且也不能减轻化疗药物对卵巢激素分泌功能的损害。卵母细胞冷冻保存是另一个选择，对未婚女性或不准备采取辅助生殖措施的女性可能更适合，但卵母细胞冻存在技术上比胚胎冷冻更困难，同样也不能解决化疗药物对卵巢激素分泌影响的问题。

冷冻卵巢和胚胎冷冻实施前需要充分了解患者意愿、知情同意及技术实施可行性，对肿瘤分期及评估，整个过程需肿瘤专科、生殖医学科等多学科配合。

（四）盆腔放疗的卵巢功能保护

预防放疗引起卵巢损伤是治疗时进行遮挡以及手术将卵巢移出放射野。比如对可能接受放疗的育龄期宫颈癌患者通过手术将卵巢悬吊于真骨盆以外，以避开放射线照射范围。但需要和患者交代，即便采用保护性腺的措施，也不能完全避免射线对卵巢损伤。保护措施如下。

1）卵巢移位：在需要盆腔放疗的年轻宫颈癌患者，在保证无卵巢转移时，为提高病人生活质量，尽量避免卵巢早衰及相关不孕，放疗前利用手术将卵巢移位于放射野以外的部位，建议移位卵巢应位于髂嵴上方 1.5 cm 以上，利用放疗技术设计保护卵巢的放疗计划，辐射剂量限制在 Dmax 小于 9.8 Gy，Dmean 小于 4.6 Gy，移位卵巢应高于计划目标容积（PTV）上边界髂嵴平面上方大于 1.12 cm 处，可保留移位卵巢功能；当卵巢低于 PTV 的上边界，横向距离应大于 3.265 cm 且卵巢最大剂量（Dmax）小于或等于 4 Gy，若横向距离大于 2.391 cm 且卵巢 Dmax 小于或等于 5 Gy；Yin L 学者卵巢限量应为卵巢最大剂量小于 9.985 Gy，平均剂量小于 5.32 Gy 和 V5.5 小于 29.65%。可见卵巢移位的距离是放疗中能否保留住卵巢功能的关键所在。

2）放疗技术改进：妇科盆腔放疗中采用前后 2D 两野对穿，对卵巢保护性更好，但其他正常组织不受剂量保护，如直肠、膀胱及小肠将承受更多剂量。基于 IMRT、VMAT 和 HT 技术探讨在宫颈癌双侧卵巢功能保留放疗方式，HT 与 IMRT、VMAT 和 3D-CRT 比较，可降低卵巢最大剂量和平均剂量，并保证 PTV 和其他危及器官有较好剂量学分布。

3）体外放疗是卵巢功能衰减的主要风险因素，单纯手术治疗的患者卵巢保存率为 100%，术后阴道近距离放疗患者卵巢保存率为 90%，术后外放疗和阴道近距离放疗患者卵巢保存率为 60%，在预防髋部异位骨化放疗中，提出通过分野放疗 SBT 和光子能量超过 6 MV 情况下，同侧卵巢剂量可减少一半，对侧可减少四分之一卵巢受量，以减少对卵巢功能损伤。

（五）靶向免疫治疗的卵巢功能保护

对年轻有生育要求女性肿瘤患者，因TKIs等靶向药物或免疫治疗对卵巢功能有损害，故在进行这些药物治疗时需采取有效卵巢保护措施。由于停用TKIs对生育率长期影响研究不足，因此建议服用TKI期间避免怀孕妊娠。在服用TKI期间妊娠的女性，应在停用TKI导致复发严重风险与对胎儿潜在风险间平衡。在严密监测下，可考虑洗脱TKI后进行控制的卵巢刺激，以冷冻保存卵母细胞或胚胎，并计划恢复TKI，直到准备怀孕或移植胚胎以快速怀孕。

如TKI患者需促性腺毒素疗法（如骨髓/干细胞移植方案）或影响生育能力的生殖手术，也应提示保留生育能力。因免疫治疗进入临床时间尚短，对免疫治疗包括内分泌系统在内的多系统副反应认识仍不足，虽最近已有个别动物试验显示免疫检查点抑制剂对卵巢功能有损害，但仍需更深入研究评估免疫治疗的生殖毒性。

六、肿瘤导致卵巢功能紊乱的治疗和管理

去除肿瘤是治疗肿瘤本身引起的卵巢功能紊乱最直接、最重要措施。根据不同肿瘤类型，可采用手术、放

疗、化疗或者整合治疗。例如具甾体激素分泌功能的卵巢性索间质肿瘤，经手术切除后体内激素水平常可迅速恢复正常，患者激素相关症状逐步减轻乃至消失。

由于化疗、放疗或因肿瘤切除导致的卵巢功能衰失，可采用激素替代治疗，主要是雌激素替代治疗。对育龄期患者，在排除使用雌激素禁忌证后，可予人工合成雌激素治疗。如患者同时保留了子宫，需采用雌、孕激素联合治疗或替勃龙治疗，以免雌激素无拮抗地刺激子宫内膜增生。如患者不愿或不能接受雌激素替代治疗，可采用升麻萃取物、选择性5-羟色胺再摄取抑制剂等非激素药物缓解雌激素低落症状。必须强调的是，由于部分肿瘤属于激素依赖性（如子宫内膜癌、子宫肉瘤、卵巢低级别浆液性癌、卵巢透明细胞癌、卵巢恶性性索间质肿瘤），不适当激素补充或替代有恶化肿瘤预后风险。一般认为，卵巢高级别浆液性癌、黏液性癌、生殖细胞肿瘤、交界性肿瘤、各种病理类型的宫颈癌患者进行激素补充或替代治疗是安全的；卵巢子宫内膜样癌、子宫特殊病理类型的恶性肿瘤患者接受激素补充或替代治疗需权衡利弊。所以激素替代治疗方案应由妇科肿瘤和妇科内分泌专家共同制定。

七、肿瘤相关性乳腺功能紊乱的防治

乳腺是多种内分泌激素的靶器官，体内激素水平变化会影响乳腺组织结构或功能，其中卵巢激素（雌激素、孕激素及少量的雄激素）和垂体激素对乳腺影响最大，其次是甲状腺激素、胎盘激素、肾上腺皮质激素及胰岛激素等。肿瘤和肿瘤治疗及乳腺假体植入对乳腺结构和功能有一定影响。

（一）肿瘤及性激素导致乳腺功能紊乱

肿瘤引起雌激素分泌增加，导致乳腺增生可能有以下几种情况：①卵巢肿瘤诱导卵巢功能亢进；②腺垂体肿瘤导致下丘脑、垂体功能亢进，诱导促性腺激素分泌增多；③肺癌、胸腺癌等腺垂体以外组织分泌异源性促性腺激素。④肾上腺肿瘤引起肾上腺皮质网状区雌激素分泌过多。

肾上腺皮质癌（adrenocortical carcinoma，ACC）也会导致乳腺发育异常。功能性ACC常伴糖皮质激素分泌过多，而雄激素、雌激素或醛固酮高分泌相对罕见。雄激素向雌激素的外周转化和/或雌激素其分泌会诱导显著症状，1%~3%男性ACC患者会产生过量雌激素进而抑制性腺轴导致乳房发育和睾丸萎缩。米托坦是ACC首选辅助治疗药物，男性治疗剂量超过4g/d时可能出现乳房发育，治疗过程应监测其血药浓度。

外源性雌激素或雌激素类化合物会干扰乳腺组织发育。成年女性雌二醇（E2）水平升高可促进乳腺小叶增生和腺泡分泌性扩张，当其水平过高，还会导致乳房发育不良、乳房下垂、左右乳房大小不一等。长期食用或接触含有雌激素成分的食品、药品和保健品会提高乳腺早熟风险；儿童肿瘤患者长期使用含皮质激素的软膏治疗，放疗导致的皮肤干燥、瘙痒也会导致乳腺提早发育。

乳腺增生症（hyperplasia of mammary glands，HMG）是乳腺功能紊乱最常见疾病，其发生与周期性激素分泌紊乱或乳腺组织对激素敏感性增加有关。HMG症发病诱因常为雌孕激素比例失衡（E2分泌增多，孕激素分泌下降）及黄体期泌乳素（prolactin，PRL）分泌增多。在内分泌激素刺激下，乳腺发育和退化过程失常，会导致乳腺腺泡、导管上皮细胞及结缔组织增生。

（二）乳腺癌药物治疗引起的性腺功能紊乱

1.雄激素

此类药物有丙酸睾酮（testosterone propionate，丙酸

睾丸素）、甲睾酮（methyltestosterone，甲基睾丸素）等，主要用于维持男性生殖功能，促进性器官和第二性征发育，提高性欲，大剂量可抑制腺垂体分泌促性腺激素，也可减少雌激素分泌，有抗雌激素作用。在治疗功能失调性子宫出血、卵巢癌、子宫肌瘤、乳腺癌和女性再生障碍性贫血时，用药时间长可引起多毛、痤疮、闭经、乳腺退化及性欲减退等男性化现象，孕妇用药则可引起女婴男性化。

2.苯丙酸诺龙

苯丙酸诺龙（nandrolone phenylpropionate，多乐宝灵）主要用于蛋白质不足和分解亢进、损失过多等病例（如营养不良、严重烧伤、手术前后、老年性骨质疏松、生长发育迟缓和恶性肿瘤晚期等）及大剂量皮质激素的负氮平衡，也常用于功能失调性子宫出血和子宫肌瘤的治疗。较长期使用时有轻微男性化作用，可致女性患者胡须生长、痤疮增多、多毛、声音变粗、阴蒂肥大、闭经和月经紊乱等，孕妇使用致女婴男性化。

3.多巴胺受体拮抗剂

胃肠动力剂多潘立酮（domperidone，吗丁啉）、甲氧氯普胺（metoclopramide，胃复安/灭吐灵）和西沙必利（普瑞博思，prepulsid）等，这类药物能对抗多巴胺对 PRL 分泌的抑制作用，使 PRL 分泌增多，血 PRL 增高，乳腺胀痛和溢乳。长期使用患者出现症状无须处理，停药后自行消失。

4. H_2 受体阻滞剂

H_2 受体阻滞剂常用于治疗消化道溃疡、慢性结肠炎、荨麻疹与瘙痒症和湿疹等，可通过阻滞腺垂体 γ-氨基丁酸能受体解除 γ-氨基丁酸能神经对泌乳素释放的抑制，从而引起乳腺胀痛或溢乳。停药后症状可消除。

(三) 其他肿瘤治疗导致的乳腺功能紊乱

乳腺癌放化疗也可影响乳腺组织结构。新辅助化疗（NAC）可能诱导对侧乳腺体积（BV）、纤维腺体体积（FGV）和乳腺腺体密度（BD）的降低。放疗过程中，乳腺可发生明显畸形改变，在治疗计划中应予以考虑，需要在乳房表面增加大于或等于 8 mm 的额外边界。

(四) 乳腺假体植入对乳腺的影响

隆乳术有假体置入式、注射法及自体组织移植几种方法。异物植入后对乳腺结构有不同程度影响。研究显示，隆乳术后部分患者引发临床不适感，原因是乳房假体或注射的聚丙烯酰胺水凝胶（PAHG）周围包膜不均匀增厚，诱导腺体结构紊乱，密度欠均匀或增高；或自体脂肪注射导致多发颗粒样低密度影，部分边缘钙化。聚丙烯酰胺水凝胶乳腺注射剂，由于很多患者注射后出现乳房变形等多种并发症，已被撤销医疗器械注册证，全面停止生产、销售和使用。因此，无论何种隆乳术均属于异物植入，会引起术后乳房结构及形态改变，对机体有一定侵害。

此外，单病例报告和单病例对照研究显示，乳房假体可能增加间变性淋巴瘤激酶阴性的间变性大T细胞淋巴瘤（anaplastic large T-cell lymphoma，ALCL）发生风险，概率为百万分之一，但无前瞻性流行病学研究证实。

第七章

肿瘤相关男性性腺功能紊乱

一、概述

睾丸是男性的主要性腺器官，包括曲细精管与间质细胞组织，前者是精子产生的部位，后者具有内分泌功能，可分泌雄性激素。男性体内雄激素主要来自睾丸和肾上腺，其中睾丸分泌的雄激素约占95%，肾上腺来源的雄激素占5%。睾丸间质细胞（Leydig细胞）分泌的雄激素主要有睾酮（testosterone，T）、双氢睾酮（dihydrotestosterone，DHT）、脱氢异雄酮（dehydroisoandrosterone，DHIA）和雄烯二酮（androstenedione）等，其中双氢睾酮的生物活性最强，其次是睾酮。

睾丸功能的内分泌调节：下丘脑肽能神经元分泌的促性腺激素释放素（gonadotropin-releasing hormone，GnRH）经垂体门脉系统作用于腺垂体，促进其分泌促卵泡激素（follicle-stimulating hormone，FSH）和黄体生成素（luteinizing hormone，LH），LH促进睾酮形成发挥作用。反之，血中睾酮达到一定水平，负反馈机制抑制GnRH和LH分泌。

泌乳素（prolactin，PRL）对男性生殖腺功能也有影响。在睾酮存在条件下，PRL可增加睾酮生成量，促进雄性性成熟，但慢性高催乳素血症血睾酮水平下降。

男性性腺功能紊乱除原发肿瘤相关病史、临床表现和治疗史外，病史采集不能只满足主要症状和体征，还应了解出生后生长发育、青春期启动年龄和过程、婚姻、性生活和生育等病史。此外，一些肿瘤化疗、放疗或免疫靶向治疗对生育和性功能都有影响。

睾酮（T）降低或雌二醇（E2）升高，T/E2比值降低，可见于各种原因引起的睾丸功能减退症。测定肾上腺雄激素方法是测定24小时尿17-酮类固醇（17-KS）和17-生酮类固醇（17-KGS）。它们的化合物，如17 羟孕酮（17-OHP）、雄烯二酮和去氢异雄酮可应用放射免疫测定法直接从血中测定。

影像学检查，包括B超、X线片、CT、MRI、PET等均可用于男性性腺功能相关疾病的诊断与鉴别诊断。

二、肿瘤导致的男性性腺功能紊乱

（一）垂体腺瘤

垂体腺瘤（pituitary adenoma）是发生于腺垂体的良性肿瘤，约占颅内肿瘤15%。垂体瘤瘤体局部压迫垂体正常组织，引起促性腺激素水平低下，导致男性性腺功能低下。具有内分泌功能的垂体腺瘤可通过分泌激素直接或间接影响下丘脑-垂体-性腺轴，引起男性性腺功能紊乱，如功能性促性腺激素瘤（functioning gonadotroph adenomas，FGA）和泌乳素瘤（prolactinoma）。

（二）泌乳素瘤

男性垂体 PRL 瘤患者的血清 PRL 过度分泌，破坏促性腺激素释放激素的脉冲式分泌，从而抑制垂体产生促性腺激素释放功能，FSH 和 LH 分泌减少，直接影响睾丸生精功能，并导致雄激素水平下降，引起性功能障碍。另外，垂体肿瘤本身局部压迫效应也可破坏分泌促性腺激素的垂体前叶细胞，并阻断下丘脑促性腺激素释放激素通路，而且也阻断正常情况下垂体 PRL 抑制通路。

男性 PRL 瘤早期以性功能减退为主，瘤体增大时表现为压迫症状，引起头痛、视力减退、视野缺失和垂体功能低下等。

血清泌乳素（PRL）、促卵泡素（FSH）、黄体生成素（LH）、雌二醇（E2）、孕酮（P）、睾酮（T）、三碘甲状腺原氨酸（T3）、甲状腺素（T4）、游离三碘甲状腺原氨酸（FT3）、游离甲状腺素（FT4）、生长激素（GH）、促肾上腺皮质激素（ACTH）、皮质醇（CoR）等测定.

蝶鞍平片或 CT 扫描可直接显示肿瘤形态、大小、供血情况及有无囊性变等，冠状位增强扫描还可显示肿瘤与其周围骨性结构关系。蝶鞍区 MRI 诊断垂体腺瘤最大优点在于其能从轴位、冠状位和矢状位三方面进行定位，了解肿瘤与海绵窦和蝶窦等周围结构的关系。对垂体微腺瘤多采取垂体动态增强 MRI（PWI），以明确病变部位和大小。

治疗原则为抑制或破坏瘤细胞发展，从而防止、减轻肿瘤对正常垂体组织的压迫，以恢复、保护垂体功能。抑制肿瘤分泌过多 PRL，从而纠正和改善对垂体及性腺的抑制作用，恢复性腺轴功能。

手术治疗主要针对较大腺瘤，少数对服用多巴胺 2 型受体兴奋类药物反应严重或耐药的垂体微腺瘤患者。手术是目前应用最广泛且效果显著的疗法，其效果与肿瘤大小、位置、扩展方向、是否侵袭性生长及恰当的手术入路和方法有关，常用两种手术入路。①经额开颅肿瘤切除术：适于向鞍上、鞍旁、额下和向斜坡等方向生长的肿瘤。②经鼻蝶窦肿瘤切除术：由于 PRL 腺瘤多为微腺瘤，故采用本手术较多。PRL 患者可伴有垂体功能减退，表现为靶器官功能减退，术后需靶器官激素替代治疗。术后应注意监测患者意识状态、生命体征和血糖，维持水电解质平衡。

对神经放射学、组织学和术中观察认为肿瘤为侵袭性生长入海绵窦者，药物治疗不耐受者可考虑行立体定向治疗。

药物治疗主要是多巴胺受体兴奋类药物，如溴隐亭具降低血清 PRL 水平和缩小瘤体作用，但需长期服用，且有头晕和胃肠反应。比较特殊的是男性患者，尽管肿瘤巨大，且呈侵袭性生长，手术无法完全切除，但短期大剂量治疗如 10 mg/d，肿瘤可显著缩小，激素水平下降，长期服用效果比较理想。

(三) 功能性促性腺激素瘤

功能性促性腺激素瘤（functioning gonadotroph adenomas，FGA）是能分泌促性腺激素的垂体瘤，发病率非常低，一般仅在出现明显临床表现时才被确诊。FGA在形态上与垂体无功能腺瘤无明显区别。发病机制不清楚，研究推测可能与 GnRH 受体基因高表达有关。

FGA 男性患者常表现睾丸增大，部分患者可表现为视野缺陷，性功能减退。血清 LH、FSH、睾酮浓度、游离睾酮、双氢睾酮均增高。

FSH水平高，LH和睾酮可下降、正常或增高，抑制素正常或轻度增加。影像学检查：超声显示睾丸增大，非囊性及实性肿块样肿大；垂体影像学多为大腺瘤；FSH增高；睾丸活检可见曲细精管长度增加，精子生成不足，睾丸间质细胞形态学正常。

应该和其他原因导致的睾丸增大鉴别。包括睾丸微石症、骨髓纤维化、先天性睾丸囊肿、恶性睾丸病变、淋巴瘤、急性淋巴细胞白血病等。

治疗：手术切除腺瘤仍是最优方法，术后可使FSH下降，使其对男性睾丸的作用减弱，使男性睾丸体积减小。儿童病例，手术成功后，促性腺激素分泌回到正常发育期的模式，性早熟迹象被部分或全部逆转。放疗主要用于术后复发患者。药物治疗有多巴胺受体激动剂、生长激素抑制素类似物、GnRH受体激动剂和拮抗剂，上述药物部分可能对改善症状及性激素水平有效，但不能控制肿瘤生长。故药物治疗目前不作为首选方案。

三、肿瘤合并男性性腺功能紊乱

（一）肾上腺皮质瘤

肾上腺皮质瘤，即肾上腺皮质腺瘤或肾上腺皮质癌可分泌过量的肾上腺的雄性或雌性激素从而导致性征异常。这些肿瘤组织可分泌大量脱氢表雄酮和雄烯二酮，在外周组织转化为睾酮，然后通过反馈作用使患者垂体的ACTH分泌处于抑制状态。

肾上腺皮质肿瘤分泌过量性激素，若发生于幼儿或儿童期，男性表现为性早熟或巨阴茎症，骨骺过早愈合。肿瘤若发生于成年，则表现为男性女性化，可出现双侧乳房发育，乳汁分泌，常有睾丸萎缩并性欲减退。肾上腺皮质肿瘤患者还可表现为混合性内分泌紊乱综合征，除性征异常改变外，常伴发高皮质醇症、高醛固酮症等临床表现。

实验室检查：染色体检查以确定患者的性别并排除真两性畸形。皮质醇与性激素测定，肾上腺皮质癌时血17-酮类固醇（17-KS）多明显升高，腺瘤仅轻到中度升高，性激素异常，ACTH激发试验，地塞米松抑制试验。

肾上腺皮质功能亢进患者，不论其病原为增生或肿瘤，小剂量地塞米松抑制试验（每日1 mg），尿17羟（17-OHCS）抑制一般不大于对照值的50%。如地塞米松小剂量抑制时，尿17羟（17-OHCS）仍无明显下降，改用大剂量法（即每日9 mg），此时尿17羟降低到对照值的50%以下，表示肾上腺皮质可能增生，无明显改变者，可能为肾上腺皮质肿瘤。

影像学检查：超声、CT、MRI均能进行形态学诊断，可见肾上腺皮质腺瘤大小。

肾上腺功能性肿瘤引起性征异常在幼儿、青春期及成人均可发生。男性化肾上腺肿瘤在幼儿发病绝大多数为癌，常伴库欣征，男性表现同性性早熟；女性化肾上腺肿瘤多发生在男性成人，极少见，多数以乳房胀痛、增大就诊，同时伴性欲减退，睾丸萎缩，雌二醇增多等症状。血尿皮质醇和性激素测定和肾上腺区影像学检查可辅助诊断。需要与先天性肾上腺皮质增生、睾丸肿瘤、肝肿瘤、染色体异常、性激素和药物滥用等所致性征异常鉴别。

（二）后天性肾上腺皮质瘤的治疗

1.激素替代治疗

GC抑制ACTH释放，阻止雄激素过高所致骨骺过早融合，使患者接近或达到正常身高，阻止男性患儿假性性早熟，保证患儿正常生长发育过程，从而获得生育能力。盐皮质激素可协同GC作用，使ACTH分泌进一步减少。

2.手术治疗

肾上腺肿瘤一经确诊应尽早手术，良性腺瘤有完整包膜，手术难度较小，预后较好；恶性肿瘤多数体积较大，如肿瘤出现局部浸润或远处转移，则术后易复发，预后差。良性肾上腺肿瘤切除后体内激素可很快恢复正常，性早熟症状明显改善，且患者身高与性发育不受影响，预后较好。

3.化疗和放疗

对不能手术切除的恶性肿瘤或术后复发、转移患者，也可用化疗或放疗。化疗药物临床多采用邻对二氯苯二氯烷、甲砒酮、氨基导眠能、酮康唑等，能抑制类固醇的过度产生，但不能提高存活时间。放疗只能起姑息性治疗作用。

建议终生随访。随访指标包括身高、骨龄、体重、血压、皮质醇、睾酮、血浆肾素活性、电解质及睾丸超声等，ACTH通常可不作为监测指标。婴儿期每3个月随访1次，儿童每年1次骨髓X线片评价骨龄，成年后每4~12个月1次。

（三）睾丸间质瘤

睾丸间质细胞瘤（leydig cell tumor，LCT），又称为Leydig细胞瘤，是最常见的性索/性腺间质肿瘤，病因尚不明确。占睾丸肿瘤的1%~3%，可发生于任何年龄，最常见于30~60岁的成人，另一个发病高峰期为3~9岁。约3%患者为双侧睾丸间质细胞瘤，可同时发生，也可相继发生。本病多数良性，约10%患者可发生肿瘤恶变，多为成人。约8%的Klinefelter综合征患者可合并Leydig细胞瘤。

常表现为阴囊内无痛性肿块，体积较大，时有坠胀或疼痛。发生于青春前期（平均年龄5岁），常表现为性早熟，第二性征发育；成人有乳腺增大（约10%）、性欲下降、阳痿。

实验室检查雌激素和雌二醇激素水平升高，睾酮水平降低，LH和FSH水平升高。AFP、hCG、LDH和PLAP常阴性。

影像学检查，超声可能探及睾丸中边界清楚、低回声和高血流信号病灶。但这种超声表现较为多变，且很难与睾丸生殖细胞肿瘤相区别。超声造影检查或增强MR可提高检出率。

病理：镜下肿瘤组织均匀，细胞呈多角形，核略偏一侧，胞浆丰富，嗜伊红，细颗粒状，部分胞浆内含有类脂质空泡，脂褐素以及棒状Reinks结晶。本病多为良性，约10%睾丸间质细胞瘤为恶性，当出现以下征象时提示恶性：①体积大于5 cm；②高龄；③有丝分裂活跃（大于3/10HPF）；④血管侵犯；⑤肿瘤细胞异形性明显；⑥MIB-1表达升高；⑦肿瘤坏死；⑧周围侵犯；⑨肿瘤侵透睾丸实质；⑩DNA非整倍体。

检查须包括肿瘤标志物，内分泌检查（至少要包括睾酮、LH和FSH），双侧睾丸超声探及睾丸中边界清楚、低回声和高血流信号病灶。超声造影检查或增强MRI可提高瘤检出率。

（四）睾丸间质瘤的治疗

1.手术治疗

睾丸间质细胞瘤有一定恶性度。宜尽早手术，对睾丸实质内小体积肿瘤，其出现男性乳腺增大或激素异常病例，考虑为非生殖细胞肿瘤可能，可考虑行术中冷练切片，争取术中明确肿瘤良恶性，确定保留睾丸组织肿瘤切除术（testicular-sparing surgery，TSS）还是睾丸根治性切除术。一般青春期前的Leydig细胞肿瘤患者常表现为良性过程（良性率约80%），保留患侧睾丸对男性的外观、心理健康具有重要意义。因此，对于青春期前，且有强烈保留睾丸意愿的患者，尽量行保留睾丸组织病灶切除术（TSS），术后定期复查，该法可考虑作为青春期前Leydig瘤首选疗法，对术后出现淋巴结转移者应早期行淋巴结清扫术以获较好预后。对青春期后发病患者应行根治性睾丸切除术，在间质肿瘤中出现恶性病理特征时，根治性腹股沟睾丸切除术或加腹膜后淋巴结清扫术。

2.化疗和放疗

主要用于术后辅助化疗。但是对于淋巴结，肺，肝或骨转移的患者，放疗或化疗的反应较差，预后不良。

3.随访及预后

对于良性Leydig细胞肿瘤，应定期行胸部和腹部CT，定期测定睾酮和雌激素的水平。一期患者行腹膜后淋巴结清扫术预后较好，二期患者行腹膜后淋巴结清扫术后总体预后较差。

（五）支持细胞瘤

睾丸支持细胞瘤（sertoli cell tumer，SCT），又称男性母细胞瘤，较少见，约占睾丸肿瘤的1%。可发生于任何年龄段，包括婴儿，但以成人多见，平均年龄约45岁。按病理可分为三类：①典型睾丸支持细胞肿瘤；②大细胞钙化型；③硬化型。

睾丸支持细胞瘤多表现为睾丸内质硬包块，较大肿瘤可有阴囊坠痛。大细胞钙化型支持细胞肿瘤患者可同时伴遗传综合征（卡尼综合征或黑斑息肉病），40%左右患者存在内分泌紊乱，部分会有男性乳腺发育、色斑等症状。查体可触及睾丸内质硬肿物，多无触痛。

实验室检查雄性激素、雌性激素、促性腺激素升高，但也可正常。睾丸肿瘤标志物 AFP、hCG、LDH 和 PLAP 通常为阴性。

影像学检查：睾丸超声，以及胸部和腹部 CT。睾丸支持细胞瘤超声检查常呈低回声表现，不能完全区分睾丸生殖细胞瘤，部分有钙化声影。部分可见转移征象。

病理：组织学多为上皮小管或间质，也可伴精原细胞瘤、绒毛膜上皮癌及畸胎瘤成分。瘤细胞表达 vimentin、cytokeratins、inhibin（40%）和 protein S-100（30%）。部分肿瘤呈现恶性征象，恶性率为 10%~22%。睾丸支持细胞瘤恶性征象如下：①体积大于 5 cm；②有丝分裂活跃（大于 5/10HPF）；③有核仁，伴多形性细胞核；④肿瘤坏死；⑤血管侵犯。

临床表现缺乏特异性，所以术前明确诊断较困难，诊断主要根据术后病理结果。

（六）支持细胞瘤的治疗

1.手术治疗

目前推荐对较小睾丸肿瘤可先进行睾丸部分切除术（TSS），以保留睾丸内分泌功能，得到最终病理结果后再做进一步处理，尤其对有男性乳房发育症、激素紊乱、钙化超声图像（具有钙化灶的小而局限的肿瘤）等明显支持细胞肿瘤征象患者。对年轻双侧睾丸小肿瘤（小于2 cm）可做保留睾丸肿瘤切除术。如最终病理提示为非间质细胞瘤（如生殖细胞肿瘤）可二次行睾丸切除术。如病理提示恶性征象，尤其老年患者，推荐行根治性睾丸切除术及早期腹膜后淋巴结清扫，以防肿瘤转移。但对临床分期Ⅰ期的低危患者，不推荐行预防性腹膜后淋巴结清扫术。

2.放疗或化疗

对淋巴结、肺、肝或骨转移患者，放疗或化疗反应较差，预后不良。对无临床恶性征象，但存在病理恶性征象患者，在睾丸切除术后进行个体化监测。对高危患者，每3~6个月进行体检、内分泌检查，阴囊及腹部超声，胸部X线片或CT检查。

四、肿瘤治疗相关男性性腺功能紊乱

（一）前列腺癌内分泌治疗引起性腺功能紊乱

雄激素剥夺治疗（androgen deprivation therapy，ADT）通过阻断下丘脑-垂体-性腺（睾丸）轴和肾上腺的雄激素分泌途径或抑制雄激素受体的生物学功能，限制瘤细胞生长，是前列腺癌治疗中广泛采用的基础疗法。ADT主要适用于转移性前列腺癌、根治性治疗前后的新辅助或辅助治疗以及不能耐受根治性治疗的患者。

1.病因和病理

ADT可有效减少雄激素生成，抑制前列腺癌生长，但同时会对免疫、消化、心血管、骨骼、代谢等造成影响，形成一种男性雄激素缺乏（androgen deficiency，AD）的临床综合征，即雄激素剥夺治疗后代谢并发症。

2.临床表现

ADT可表现为潮热、男性性欲减退，偶见乳房肿胀和硬结；骨密度下降和骨质疏松，易发生骨折事件；ADT可降低胰岛素敏感性，增加糖尿病风险，同时ADT后肌肉减少和脂肪堆积，导致体重、腰围增加，引起腹型肥胖；低雄激素血症削弱了雄激素对机体造血功能的促进作用，部分患者可出现贫血。

3.诊断

对前列腺癌 ADT 患者除定期检测前列腺抗原（tP-SA）、睾酮、胸部 X 线平片或 CT 和骨扫描外，还要监测 BMI、血常规和血生化和超声心动，了解血压、血糖、血脂变化，定期进行代谢风险和心脏功能评估。目前骨质疏松症临床诊断是根据双能 X 射线吸收仪的 T 值检查结果，即 T 值低于健康成人的平均值 2.5 标准差。综合 ADT 骨代谢特点，在前列腺癌开始 ADT 时用双能 X 射线吸收仪对骨密度（bone mineral density，BMD）进行系统评估，其后进行 BMD 定期监测，对骨折风险进行评估。血清碱性磷酸酶、Ⅰ型胶原羧基末端肽、骨钙素、骨特异性碱性磷酸酶等均较正常参考值升高，这些骨代谢生化指标有助于诊断和评估骨质疏松。

4.治疗和干预

针对 ADT 代谢并发症的干预措施：①教导患者戒烟戒酒，控制血压、血糖和血脂在合理范围；②积极进行生活方式干预，必要时咨询营养师调节饮食配比，以防止体重增加和胰岛素抵抗。③为减少骨质不良事件发生，可采取干预措施包括适当锻炼、补充钙和维生素 D、双膦酸盐、选择性雌激素受体调节剂（如托瑞米

芬）和靶向 RANK 配体抑制剂（狄诺塞麦）等。④ADT
与心血管疾病关联尚不明确，但仍要高度警惕其潜在致
死性心血管不良反应，特别对既往患者在接受 ADT 治疗
时，更需关注心功能状态。

预防 ADT 代谢并发症最好方法是避免过度治疗，只
在具有绝对指征时进行 ADT。对接受 ADT 者，要做好代
谢并发症监测，必要时生活方式干预和药物治疗以改善
预后。

（二）其他肿瘤治疗相关性腺功能损伤

肿瘤治疗包括手术、化疗和放疗，随着分子生物学
技术发展，近年来靶向和免疫治疗在杀伤肿瘤同时也会
对男性性腺产生影响，甚至造成性腺功能损伤。

1. 放疗

放疗不但可能直接损伤睾丸，还可能通过下丘
脑-垂体-性腺轴对性功能和生育力造成损伤。当放疗
照射剂量在 $0.1 \sim 1.2$ Gy 便会对精子产生不良影响，当
达到 4 Gy 剂量，可能会对睾丸生精功能产生不可逆影
响，造成少精子症或无精症。研究显示睾丸精原细胞瘤
在放疗 8 年后，约 50% 患者生精功能受损后无法完全
恢复。

为最大程度保护性腺器官和生精功能，在恶性肿瘤放疗时，采用精准、调强、三维适形放疗，以对肿瘤病灶进行精确照射，降低性腺受到不必要辐射剂量，减少睾丸受到破坏。在放疗过程中注意性腺放射防护，可在睾丸处使用铅板或铅勺等挡板进行保护。

2.化疗

环磷酰胺等烷化剂是肿瘤化疗常用细胞毒类药物，这类药物可诱导睾丸精原细胞凋亡，并且影响支持细胞内分泌功能，抑制精原细胞生长因子分泌，导致生精功能障碍。研究报道，使用烷化剂化疗患者在27个月后约70%无法恢复生育。

为降低烷化剂对男性性腺损伤，对有生育需求患者，建议优化肿瘤化疗方案，如在对淋巴瘤化疗中，采用ABVD方案替代CHOP或MOPP方案，减少药物对生精和血清中卵泡刺激素（FSH）的影响。另外，化疗期间给予抗氧化药物，如左卡尼汀、谷胱甘肽和维生素E，以保护睾丸功能，提高精子质量，对抗化疗药物对睾丸性腺功能的损伤。

3.靶向治疗

近年靶向药物已广泛用于恶性肿瘤治疗，靶向药物多是一些酶抑制剂或单抗。酪氨酸激酶抑制剂，如舒尼替尼和伊马替尼，能抑制癌细胞血小板生长因子和干细胞因子受体的活性，从而发挥抑制瘤细胞生长作用，但该类药物可破坏睾丸间质细胞的产生，阻断络氨酸激酶参与的睾酮的合成，增加血清卵泡刺激素（FSH）、促黄体生成素（LH）和雌二醇浓度。临床表现主要是男性乳腺发育症，患者出现乳房增大，乳房肿块，可伴有乳房胀痛、压痛，泌乳等症状，还可伴性功能减退和男性假两性畸形等。组织学改变早期为乳腺腺管增生，数年后可出现上皮细胞纤维化，腺管数目减少。

对出现乳房胀痛、泌乳等不适症状患者停药后多数可在数月症状消失，症状不能自行消退者可予睾酮和抗雌激素药他莫昔芬等治疗。对病程超过1年或药物治疗不能恢复患者，可采取手术切除乳腺组织，以消除患者紧张、焦虑情绪。

第八章

肿瘤相关性骨代谢紊乱

一、肿瘤相关性骨代谢紊乱

肿瘤与肿瘤相关治疗可直接或间接引起骨量丢失、骨代谢紊乱，出现如骨质疏松、病理性骨折、高钙血症、骨质软化症等表现，影响患者健康状态、活动能力和生存质量，严重威胁肿瘤患者生命安全。积极预防和有效治疗肿瘤相关骨代谢紊乱是肿瘤整合管理的重要环节，及时筛查和正确干预是减少肿瘤患者骨骼相关疾病的措施。

（一）肿瘤相关性骨代谢紊乱分类

依据导致或合并骨代谢紊乱的机制不同分为以下类型。

1.原发骨肿瘤所致骨代谢紊乱

原发于骨的肿瘤，如骨巨细胞瘤、骨软骨瘤、骨纤维瘤、成骨细胞瘤、骨囊肿等，通常导致局部骨代谢紊乱。以骨巨细胞瘤为例，骨巨细胞瘤局部破骨活跃，扩张性溶骨性病灶，浸润性生长，侵犯整个骨骺和干骺端后，骨皮质膨胀变薄如蛋壳，骨皮质破坏较重者容易骨折。溶骨性发生在局部骨骼的，血钙磷水平通常正常，全身骨代谢情况无太大影响。部分骨巨细胞瘤可表现为恶性，发生早期转移，可累及范围较广的骨骼时也可发生高钙血症。原发于骨骼的恶性肿瘤，如骨肉瘤、骨纤维肉瘤、骨外软骨肉瘤、骨釉质瘤、血管外皮细胞瘤等。常表现为局部骨组织溶骨性改变，伴骨痛、畸形或病理性骨折，部分组织可有成骨性改变。晚期由于肿瘤累及骨骼范围增加，可出现血钙及骨转换标志物升高。

2.骨转移肿瘤所致骨代谢紊乱

乳腺癌、前列腺癌和肺癌等恶性肿瘤容易发生骨转移。转移性骨痛常基于影像学表现判断为溶骨性改变或成骨性改变。成骨细胞性骨转移多见于乳腺癌，其次见于前列腺癌、星状细胞瘤、胸腺瘤、类癌、鼻咽癌、神经胶质瘤、胃泌素瘤、宫颈癌等。这些骨转移肿瘤的微环境中含大量成骨细胞及其分泌的生长因子，除促进肿瘤生长，内皮素-1、成纤维细胞生长因子（FGF）、骨形态发生蛋白（BMP）、血小板衍生生长因子（PDGF）等增强骨形成活性。乳腺癌导致的骨转移常是溶骨性的。乳腺癌和前列腺癌均可同时分泌促进骨形成和刺激骨吸收两类细胞因子，因此二者均具溶骨-成骨型骨转移特征，可能是骨溶解或骨形成病灶。在成骨性骨转移为主病变中，钙磷大量向骨基质中沉积，导致血钙磷降低，甲状旁腺素（PTH）水平升高，骨形成和骨吸收标志物升高，其中以骨形成标志物升高为主；局部或全身骨密度升高，而在溶骨性骨转移为主病变中，钙磷大量向血液中释放，导致血钙磷升高，PTH水平被抑制，骨形成和骨吸收标志物升高，其中以骨吸收标志物升高为主；局部或广泛的骨密度降低，局部可出现病理性骨折。

3.功能性神经内分泌瘤所致骨代谢紊乱

功能性神经内分泌瘤通过自主分泌某种影响骨骼的激素导致骨代谢紊乱。如散发型原发性甲状旁腺腺瘤/癌引起的甲状旁腺功能亢进或过量分泌甲状旁腺素（PTH）促进钙在肾小管重吸收，同时通过增强破骨细胞活性增加钙磷从骨基质中释放。骨骼改变可表现为骨质疏松、病理性骨折，严重者出现棕色瘤。实验室检测可表现为高钙、低磷，PTH水平和骨转换标志物均升高。其他类型肿瘤也可导致原发性甲旁亢，如多发性内分泌腺肿瘤（MEN）1型和2A型、家族性孤立性甲旁亢、家族性甲旁亢-颌部肿瘤综合征等。垂体促肾上腺皮质激素（ACTH）细胞腺瘤/癌和肾上腺皮质腺瘤/癌等可导致肾上腺分泌过量糖皮质激素，导致糖皮质激素所致骨质疏松症（GIOP）。临床表现为骨量减少、骨密度降低，常伴有椎体压缩性骨折和肋骨骨折，骨坏死和肾结石也较为常见。垂体生长激素细胞腺瘤患者分泌过量的生长激素，刺激全身骨骼不同程度肥大、骨刺形成、骨关节炎患病增加。骨密度不能预测其骨折风险，但有研究发现约60%患者会发生椎体骨折。嗜铬细胞瘤分泌过量的儿茶酚胺，自主性高功能性甲状腺腺瘤分泌过来的甲状腺素，二者均可甲亢骨转换，增加骨基质分解及骨吸收，导致低骨量、骨质疏松和骨折等。这类患者由于骨吸收增加，可出现轻度非PTH依赖性高钙血症。部分甲亢患者中可出现骨膜增厚、骨质增生等肥大性骨关节病表现。

4.副瘤综合征所致骨代谢紊乱

部分肿瘤可分泌成纤维细胞生长因子-23（fibroblast growth factor-23，FGF-23）。FGF-23主要通过抑制磷在肾小管重新吸收发挥降低血磷作用，也可抑制25OHD向1，25（OH）$_2$D转换，导致患者出现低磷血症和血清1，25（OH）$_2$D下降，进一步引起骨矿化受损，类骨质增加和骨形成率下降。临床特点是低血磷性佝偻病/骨质软化症。肿瘤性骨质软化症（tumor induced osteomalacia，TIO），与其他类型低磷性佝偻病/骨质软化症相似，主要有骨痛、骨骼畸形、多发骨折等。引起佝偻病/骨软化症的肿瘤大多属于良性间叶来源的肿瘤，如血管瘤、皮肤细胞瘤、血管外皮细胞瘤等。部分恶性肿瘤也可导致TIO，如前列腺癌、乳腺癌、肺燕麦细胞癌、多发性骨髓瘤等。多数肿瘤引起高钙血症机制是分泌PTH相关肽（PTH related peptide，PTHrP），可发挥PTH作用，导致类似原发性甲旁亢骨骼改变，如高钙低磷、骨质疏松、病理性骨折等。肺神经内分泌细胞癌等肿瘤可分泌过量促肾上腺皮质激素释放激素（corticotropin releasing hormone，CRH）或ACTH，引起异位CRH或ACTH综合征，合成的过量皮质醇可导致糖皮质激素相关骨质疏松的改变。

5.内分泌肿瘤导致骨代谢紊乱

原发或转移至下丘脑–垂体的肿瘤，导致下丘脑–垂体损伤，进一步导致内分泌激素的紊乱。引起骨代谢紊乱的特征与原发疾病相关。如患者发病年龄较早，如颅咽管瘤和起病年龄较早的巨大垂体瘤等，主要作用途径是能量代谢引起的成骨细胞紊乱与骨形成异常。由于生长激素和性激素缺乏，多数表现为峰值骨量降低，骨形成不足，骨密度降低，骨折发生风险升高。如果肿瘤发生于达到峰值骨量以后，则对骨代谢的影响则主要为垂体-性腺功能减退，骨量流失增加。其他由于肿瘤本身或肿瘤占位效应导致垂体前叶功能减退，性激素、生长激素等缺乏的情况可对骨骼产生相似的影响。

6.肿瘤合并骨代谢紊乱

肿瘤合并骨代谢紊乱指骨代谢紊乱发生于肿瘤发生或诊断前，主要指肿瘤合并骨质疏松症。随着恶性肿瘤诊治技术的提高，肿瘤患者生存期显著延长，部分肿瘤患者在带瘤生存或肿瘤治疗缓解后随着绝经、年龄增长逐渐出现骨量减少和骨质疏松。肿瘤合并骨质疏松症，患者的临床表现与原发性骨质疏松症相似，可表现为骨痛、脆性骨折等。

（二）肿瘤相关性骨代谢紊乱的评估与诊断

全面评估：全面病史采集、体格检查、骨密度测定、骨折风险评估、影像学检查及必要的实验室测定。针对不同特征的肿瘤患者可能需要评估不同方面。

1.骨密度测量

使用双能X线吸收检测法（DXA）测量骨密度，其他的骨密度测定方法，如定量超声、外周骨定量CT等，均无骨质疏松的诊断标准，不作为常规开展。CT在国内普及，也可选择定量CT（QCT）法测定腰椎或股骨近端松质骨骨密度。还可用于骨量的评估、骨质疏松症的诊断、骨折风险的预测和药物疗效评估，主要测量的是中轴骨骨密度（股骨近端及腰椎）。

对合并原发性甲旁亢（PHPT）患者，或腰椎和髋部骨密度测量受限时，可加测非优势侧桡骨远端1/3骨密度。针对前列腺癌患者，应按照对一般人群的推荐进行骨密度和骨质疏松筛查。值得注意的是，部分肿瘤合并的是局灶性骨代谢紊乱，不一定能通过DXA或QCT骨密度测量反映出其对骨骼的影响。推荐应用基于DXA测定的骨密度分类标准。

表4

分类	T值
正常	T值≥常的1.0
低骨量	−2.5<T值<−1.0
骨质疏松	T值≤−2.5
严重骨质疏松	T值≤−2.5+脆性骨折

T值：（实测值−同种族同性别正常青年人峰值骨密度）/同种族同性别正常青年人峰值骨密度的标准差。

2.骨折风险评估

骨折风险评估工具（fracture risk assessment tool，

FRAX），根据患者临床危险因素和股骨颈骨密度建立模型，用于评估患者未来10年发生髋部骨折及主要骨质疏松性骨折的风险。肿瘤本身并不属于FRAX模型中的危险因素，但如肿瘤患者合并长期未治疗的甲亢、性腺功能减退症或早绝经、慢性营养不良或吸收不良等，则在应用FRAX时应包括继发性骨质疏松这一危险因素。

（1）骨骼X线检查

可用于评估骨质疏松、骨折、局部骨质改变（如溶骨性改变、成骨性改变、骨质软化、原发于骨骼的肿瘤）等。X线影像骨结构稀疏可用于判断有无骨质疏松，但敏感性不够，通常骨质丢失大于30%才能显示，且不易量化，不用于骨质疏松症的早期诊断。胸腰椎正侧位X线影像可作为骨质疏松椎体压缩性骨折及其严重程度判断首选方法。检测早期骨转移瘤方面，X线敏感度低，难发现早期病灶，不作为骨转移常规检查手段，而常用于对有临床症状的部位（如疼痛或发生病理性骨折）或其他影像学检查（如骨扫描或MRI）所发现异常的补充评估。

（2）放射性核素显像

包括放射性核素骨扫描、^{18}F-FDG/NaFPET-CT/

MRI、奥曲肽或 ^{68}Ga-DOTATATE 等标记的 PET-CT/MRI 等。放射性核素骨扫描是骨转移首选筛查方法，能够早期发现成骨、溶骨或混合性骨转移灶，特别是对成骨性骨转移具有独特优势。在肿瘤所致代谢性骨病，如原发性甲旁亢、骨质软化等疾病中也有特征性改变。骨扫描具有灵敏度高、全身性骨组织一次成像不易漏诊优点，但特异性相对较低。^{18}F-FDG 或 ^{18}F-NaF 标记的 PET/CT 对骨转移灵敏度、特异度相对于放射性核素骨扫描更高，可评价肿瘤全身分期。奥曲肽或 ^{68}Ga-DOTATATE 等标记的 PET-CT/MRI 对神经内分泌瘤伴骨转移或可导致 TIO 的肿瘤定位具很好的敏感性及特异性。

（3）CT/MRI

CT 对发现骨质破坏，尤其是溶骨性改变敏感性高。较常规 X 光平片检测骨转移瘤的敏感度高，对原发于骨骼肿瘤、骨转移诊断、骨质破坏程度评价较准确。同时可获临近软组织病变信息，可显示病变血供特点、与周围神经及血管结构的关系等。但对判断骨密度及发现骨髓病变敏感性低。

MRI 对骨髓局部病变的敏感性高，相较于 CT 对转移灶侵犯部位或原发于骨骼病灶性质、范围、周围软组织浸润情况显示更准确，有助于骨转移与其他累及骨骼病变的鉴别。对评估累及脊柱骨转移病灶，MRI敏感性比骨扫描更好。由于新发骨折常合并骨髓水肿，故MRI对新发骨折诊断有较好敏感性。

（4）骨代谢生化标志物

包括一般生化标志物、骨代谢调控激素和骨转换标志物。

一般生化标志物主要指血尿钙磷，肿瘤患者应常规筛查血钙磷水平。肿瘤引起血钙、血磷水平异常原因较多。如筛查中发现肿瘤患者合并血钙或血磷异常，常提示肿瘤可能导致骨代谢紊乱，需进一步评估引起血钙磷异常病因。如肿瘤患者出现高血钙，需首先评估有无肿瘤骨转移。骨代谢调控激素检测，PTH、25OHD、1,25（OH）$_2$D，怀疑肿瘤所致低磷骨质软化症可检测血FGF-23水平。

骨转换标志物包括骨形成标志物和骨吸收标志物，可反映成骨细胞活性及骨形成状态及破骨细胞活性、骨吸收状态，能够动态、敏感地反映全身骨骼代谢的状态。有助于鉴别原发性和肿瘤继发性骨质疏松、判断骨转换类型、预测骨丢失速率、评估骨折风险、监测药物疗效及依从性等。肿瘤如果累及骨骼，通常会导致高骨转换状态。以溶骨性改变为主要表现的患者，通常骨吸收标志物升高程度会大于骨形成标志物；反之，以成骨性改变为主要表现的患者，通常骨形成标志物的升高程度会大于骨吸收标志物。

（三）肿瘤相关性骨代谢紊乱的诊断

包括高钙血症、骨质疏松症、骨质软化症、骨质硬化症、肿瘤骨转移。

1）高钙血症：无特异症状与体征：血清钙大于2.75 mmol/L，可伴血钾低、血磷低、血镁低。

2）诊断骨质疏松：要排除代谢性骨病、肿瘤骨转移等导致骨量丢失和骨折发生。骨质疏松症诊断主要基于DXA骨密度测量结果和/脆性骨折。诊断标准（符合以下三条中之一者）：①髋部或椎体脆性骨折；②DXA测量的中轴骨骨密度或桡骨远端1/3骨密度的T值≤-2.5；③骨密度测量符合低骨量（-1.0≤T值≤2.5）+肱骨近端、骨盆或前臂远端脆性骨折。

3）骨软化症（TIO）：诊断靠临床症状及实验诊断：如有骨痛、肌无力、脆性骨折等，实验室检测血磷降低、尿磷排出增加，FGF23水平显著增高，肾小管磷重吸收率（%TRP）或肾小球滤过率校正肾小管磷最大重吸收（TmP/GFR）得到尿磷排出值。FGF23介导的低磷血症、临床表现、实验室检查，必要基因检测等可以鉴别其他遗传或获得性（肿瘤源性）FGF23水平升高。肿瘤相关病史及病理结果可为TIO原发肿瘤提供分型依据。

4）骨硬化症：临床表现为骨痛，短时间内出现局部或全身骨密度升高，有新骨形成，骨形成标志物升高明显。部分患者由于骨形成活跃，大量钙磷沉积在骨骼中，可出现低钙血症。全身骨显像为成骨样改变。以前列腺癌、乳腺癌、胰腺癌、胃肠道黏液腺癌、类癌、淋巴瘤多见。

5）其他类型的骨代谢紊乱，肿瘤骨转移、甲状旁腺素相关性骨病等，在鉴别诊断中会提示不同于骨质疏松症的表现，如高钙血症、骨质破坏、高骨转换状态等。可通过明确相应原发病得到诊断。

（四）肿瘤相关性骨代谢紊乱的预防与治疗

肿瘤可直接导致表现多样的骨代谢紊乱，也是骨质疏松和骨折的重要危险因素。

1.预防

尽可能减少骨质疏松/骨折的危险因素，定期监测，及早干预；必要时使用药物减少肿瘤骨转移的发生。

2.治疗

原则包含两个方面：针对原发肿瘤发生机制进行治疗；针对骨代谢异常性疾病病因和发病机制进行治疗。治疗目标为预防和减少骨相关事件（SREs）发生、延缓疼痛、延长生存期和改善患者生活质量。针对不同类型的骨代谢紊乱有不同的治疗方案。

二、肿瘤相关性骨质疏松症的预防

（一）预防

肿瘤相关性骨质疏松症预防为主。

1.生活方式干预

合并肿瘤患者骨质疏松的预防措施包括戒烟、限酒、预防跌倒、规律负重运动、摄入含钙丰富及优质蛋白的饮食等。

2.钙剂及维生素D补充

多数肿瘤患者钙剂和维生素D摄入推荐与一般人群无差异。参照中国居民膳食营养素参考摄入量建议，成人每日元素钙推荐摄入量800 mg，50岁及以上人群每日推荐摄入量为1000~1200 mg。尽可能通过饮食摄入充足的钙，饮食中钙摄入不足时，可给予钙剂补充。维生素

D用于骨质疏松症防治时，剂量可为800~1200 IU/天。对于维生素D缺乏的高风险人群，可通过检测血清25-OHD水平评估维生素D营养状态，指导维生素D补充；建议将25OHD水平维持在75 nmol/L及以上。补充过程中应常规监测血钙及尿钙等水平，对于已经合并高钙血症的患者应避免补充钙剂及维生素D。

（二）肿瘤治疗

一些类型肿瘤治疗方案本身可以引起显著骨代谢紊乱，另一些类型肿瘤，如导致库欣综合征的垂体、肾上腺或非神经内分泌肿瘤，肿瘤治疗本身即可显著改善骨骼健康。其他功能性神经内分泌瘤、副瘤综合征、原发于骨骼的肿瘤等所致骨代谢紊乱，针对肿瘤本身的治疗同样可能逆转或显著改善其带来的骨骼损伤。

（三）抗骨质疏松症药物治疗

肿瘤合并骨质疏松症患者的抗骨质疏松治疗原则与一般骨质疏松症患者相似。常首选具有较广抗骨折谱的药物（如唑来膦酸、阿仑膦酸钠、利塞膦酸钠和地舒单抗等）；对高骨折风险及口服不能耐受或禁忌的患者，首选注射制剂（如唑来膦酸、特立帕肽和地舒单抗等）。

1.双膦酸盐

临床常用的有阿仑膦酸钠、唑来膦酸、利塞膦酸钠、伊班膦酸钠等。口服或静脉双膦酸盐均可用于肿瘤患者骨质疏松症的预防和治疗。双膦酸盐类药物总体安全性较好，但使用时需注意双膦酸盐对肾功能的要求，长期使用应警惕下颌骨坏死和不典型股骨骨折的发生。

2.RANKL抑制剂

地舒单抗是一种RANKL的人源单抗，通过抑制破骨细胞增殖、分化和功能发挥抑制骨吸收作用。每6个月皮下注射一次。整体安全性良好，肾功能不全使用时无禁忌。

3.甲状旁腺素类似物

甲状旁腺素类似物是促骨形成的代表性药物，特立帕肽可提升骨密度、改善骨质量及降低椎体和非椎体骨折的发生风险。对于合并髋部高骨折风险的患者不建议选择甲状旁腺素类似物。对存在骨转移或骨骼恶性肿瘤病史、既往涉及骨骼的外束或植入性放疗患者，不推荐使用特立帕肽。对合并易发生骨转移的肿瘤患者，特立帕肽也尽可能避免。

4.其他类型抗骨质疏松药物

目前包括绝经后性激素治疗、选择性雌激素受体调节剂、锶盐、降钙素等均较少选择作为长期的抗骨质疏松治疗方案。

5.抗骨质疏松治疗疗程

与一般的骨质疏松症患者类似，肿瘤合并骨质疏松症的患者抗骨质疏松症疗程应个体化。3~5年治疗期后，应该全面评估患者发生骨质疏松性骨折的风险，包括骨折史、新出现的慢性疾病或用药情况、骨密度变化、骨转换标志物水平、有无颌骨坏死的表现等。后续的治疗应该结合患者的骨折风险、目前用药方案、停药后骨密度及骨转换标志物变化等综合判断。

（四）肿瘤骨转移预防和治疗

地舒单抗不推荐用于预防肿瘤骨转移。对绝经后或绝经前使用GnRH类似物，且存在高复发风险早期乳癌患者，可用双膦酸盐预防肿瘤骨转移。其他情况均不推荐使用双膦酸盐预防肿瘤骨转移。已发生骨转移的肿瘤患者，使用双膦酸盐和地舒单抗可有效降低骨骼相关事件发生。具体药物选择、剂量、用药间隔均需个体化考虑，如患者发生骨骼相关事件风险、肿瘤控制程度、肾功能水平等。

三、肿瘤相关性高钙血症的防治

存在肿瘤骨转移的患者使用骨改良药物可有效预防高钙血症的发生。对已发生高钙血症处理，需考虑高钙血症程度以及血钙升高速度，通常决定了临床症状和治疗的紧迫性。同时不同的治疗措施降低血钙的强度、起效时间及作用维持时间是不一样的。选择治疗方案时应考虑到这些差异。

（一）轻度高钙血症

无症状或症状轻微的高钙血症（血钙小于 3.0 mmol/L）通常不需要立即治疗。但应建议患者避免可导致血钙进一步升高的因素，包括使用噻嗪类利尿剂、使用钙和/或维生素 D 补充剂、长时间卧床、高钙饮食等。同时注意监测血钙动态变化。

（二）中度高钙血症

如血钙水平中度升高（血钙 3~3.5 mmol/L），治疗方案的选择及起始治疗的时机取决于患者的临床表现。无症状或症状轻微的慢性中度高钙血症可能不需要立即治疗。如果血钙短期内升高至该水平、合并神志改变等表现则需按重度高钙血症处理。

（三）重度高钙血症

重度高钙血症（血清钙大于 3.5 mmol/L）或合并有肾脏、神经系统（如嗜睡、昏睡等）症状的高钙血症患者需积极治疗。重度高钙血症的治疗包括积极静脉补充等张盐水、袢利尿剂、骨吸收抑制剂、血液透析等，通常需在积极补充等渗盐水的基础上联用骨吸收抑制剂。

1.等渗盐水扩容

多数重度高钙血症患者存在明显的血管内容量不足，部分患者合并肾前性肾功能不全。积极静脉补充等张盐水可纠正容量不足，增加尿钙排泄，起效迅速。通常建议先补充 1~2 L 生理盐水，后续予 100~150 mL/h 的速度维持，保证尿量至少 100 mL/h。不常规使用袢利尿剂，但对合并肾功能不全或心力衰竭的高钙血症患者，可能需要密切监测并在充分扩容后合理使用袢利尿剂，以防止液体过剩。

2.降钙素

由于降钙素起效迅速（用药后 4~6 小时起效），对重度高钙血症，尤其是合并神经系统症状的患者需要即刻短期治疗时，建议给予降钙素。初始剂量为 4~8 U/kg，皮下或肌内给药，紧急情况静脉给药更有效。由于长期使用可发生脱逸现象，降钙素难以持续发挥降钙作用，所以针对肿瘤病变引起的长期高钙血症，在初始使用降钙素治疗后，通常需加用作用时间更持续的骨吸收抑制剂。

3.双膦酸盐

双膦酸盐类药物能有效抑制骨吸收，降低血钙水平。使用后通常需要2~4天发挥作用，但相较于降钙素能更有效及持续地降低血钙，所以建议在重度血症患者中应尽早使用双膦酸盐。在高钙血症中推荐的双膦酸盐类药物是帕米膦酸和唑来膦酸，其中唑来膦酸的降钙效果更强。但需注意使用双膦酸盐对肾功能的要求。

4.难治性高钙血症或双膦酸盐禁忌证

对使用双膦酸盐后治疗效果不佳，或因重度肾损伤或过敏存在双膦酸盐禁忌的高钙血症患者，可使用地舒单抗。但需注意目前地舒单抗在国内仅批准用于实体肿瘤骨转移、多发性骨髓瘤和骨巨细胞瘤，并非所有肿瘤导致的高钙血症均可使用地舒单抗。透析可能适用于存在恶性肿瘤相关重度高钙血症且有肾功能不全或心力衰竭的患者。

四、肿瘤性相关性骨软化症（TIO）的治疗

TIO最重要的治疗是尽早手术摘除肿瘤。绝大多数磷酸盐尿性间叶肿瘤都能通过手术切除达到治愈的目的，即使肿瘤只能部分切除也能使半数以上患者的临床症状得到缓解。术后1小时FGF23水平降至正常是提示肿瘤完全切除的有效指标，但临床中FGF23检测并未常规开展，所以通常通过血磷是否恢复正常间接判断。血磷水平通常在术后数天逐渐恢复正常。术后骨骼可能需要长达1年的时间修复，在这个过程中积极补充钙剂及活性维生素D有助于促进骨骼矿化，提升骨密度和骨折部位愈合。如果肿瘤不能被完全切除（如多发或肿瘤过大），或影像学检查未能明确肿瘤定位，可通过补磷及活性维生素D作为替代治疗方案。由于过度及长期补磷可引起较多并发症，药物治疗的目标是维持血磷及PTH水平在正常低限，维持血钙水平正常；治疗过程中需定期检测血钙磷、PTH、肾功、骨转换标志物、尿钙等水平。经此治疗可使患者症状得到部分缓解。2021年中国国家药监局批准布罗索尤单抗用于治疗TIO，该药是FGF23的全人源单抗，可结合并抑制FGF23活性从而升高血磷水平，改善患者症状。但目前存在该药价格过于

昂贵，未被医保覆盖等诸多问题，在临床中应用较少。

五、肿瘤治疗相关骨代谢紊乱的防治

肿瘤治疗引起骨代谢紊乱的防治目标为以预防和减少骨相关事件（SREs）的发生、延缓疼痛、延长生存期和改善生活质量。治疗原则建议结合患者的具体情况，采取多学科综合治疗（multi-disciplinary team，MDT），制定个体化治疗方案，包括全身抗肿瘤治疗、镇痛对症、放射治疗或外科治疗，并推荐尽早使用骨代谢调节药物。

肿瘤治疗引起骨代谢紊乱的治疗包括局部治疗和全身治疗。全身治疗包括控瘤治疗和骨调节药物，如双膦酸盐，地舒单抗等。局部治疗包括射频消融，局部放疗，及局部骨的外科治疗。另外，生活方式干预也十分重要，尽量避免发生骨折，积极补充钙剂和维生素D。

（一）肿瘤治疗相关骨代谢紊乱治疗方法和药物

1.骨改良药物治疗

推荐地舒单抗和双膦酸盐用于肿瘤相关骨代谢紊乱治疗。在预防SREs发生方面，地舒单抗和双膦酸盐能够使患者获益。

（1）双膦酸盐类药物

双膦酸盐有较强的骨亲和性，能特异地与骨质中的羟磷灰石结合，抑制破骨细胞活性，从而抑制骨质吸收。唑来膦酸是FDA目前批准用于肿瘤骨转移患者发生SREs风险的唯一双膦酸盐类药物。唑来膦酸能有效预防SREs；治疗恶性高钙血症；预防肿瘤患者的骨量减少。方法：治疗肿瘤骨转移推荐唑来膦酸盐4 mg，静脉注射大于15 min，每4周1次；预防肿瘤患者骨质疏松，推荐剂量为5 mg/1次，每年1次。需注意的是，本药物禁用于肌酐清除率小于30 mL/min的患者。

（2）地舒单抗

1）地舒单抗是特异性靶向RANKL的全人源的单抗（IgG2单抗），可阻止RANKL和RANK结合，抑制破骨细胞增殖和活化，减少骨溶解，增加骨密度。美国FDA于2010年批准地舒单抗用于预防实体瘤引起的SREs。预防SREs；治疗双膦酸盐无法控制的恶性高钙血症；预防接受控瘤药物治疗的骨量减少。

2）用药方法：用于治疗肿瘤骨转移患者预防SREs，建议每次使用120 mg，皮下注射，每4周1次；用于预防骨质疏松的推荐剂量为60 mg，皮下注射，每6个月1次。

2.用药时机和用药时长

临床荐肿瘤骨转移确诊时即考虑使用骨改良药物治疗。用药时长尚无充足证据，Ⅲ期临床研究中，地舒单抗和双膦酸盐用于治疗骨转移的中位药物暴露时间分别为11.9（5.6~18.2）和10.2（4.9~16.6）个月。

3.不良反应及用药注意事项

骨改良药物具有良好的耐受性，常见不良反应为非特异症候群，如乏力、虚弱和恶心等，此外，偶有注射部位轻度反应及无须治疗的无症状血浆磷酸盐水平降低等。其他罕见不良反应包括下颌骨坏死、低钙血症或肾功能不良反应等。

（二）镇痛治疗

镇痛药物是缓解肿瘤骨转移疼痛的主要治疗方法之一。镇痛药物应遵循WHO癌症疼痛治疗基本原则，首选口服及无创给药途径，依照阶梯给药、按时给药和个体化给药原则。

（三）放射治疗

放疗是肿瘤骨转移的主要治疗方法之一，对椎体不稳、骨折风险较高患者可预防病理性骨折，缓解脊髓压迫症状。对疼痛患者，放疗能有效减轻或消除症状、改善生活质量、延长生存期。局部放疗是缓解肿瘤骨转移疼痛的有效手段。但是值得提醒的是，部分患者放射性核素治疗后会出现明显骨髓抑制且恢复较慢，影响化疗等后续全身治疗，因此在治疗过程中应严格掌握适应证。

（四）外科治疗

骨外科治疗可缓解骨转移引起的疼痛、预防及治疗骨折、提高患者生存质量和避免长期卧床所引发的并发症，此外还能获取病灶的组织标本、明确肿瘤的组织学特征以明确下一步治疗方案。外科手术治疗骨转移的方法主要有固定术、置换术和神经松解术。外科治疗的手术方式应根据不同病灶部位、累及范围以及是否存在病理性骨折等因素进行考量。最终手术可明显缓解疼痛、保留骨与关节的功能，提高患者生存质量。

五、介入治疗

常用的介入治疗方式分为消融治疗和骨成形术。

（一）消融治疗

针对溶骨性破坏为主的肿瘤骨转移病灶，可通过冷冻消融、射频消融、微波消融等物理性消融方式或化学性（乙醇）消融达到控制肿瘤，缓解症状的目的。

1.适应证

全身各部位以溶骨性骨破坏为主的肿瘤骨转移肿瘤，病灶数目小于等于3个，最大直径小于5 cm者（需考虑消融后骨骼的承重能力）；多发骨转移肿瘤的减瘤治疗；肿瘤骨转移的止痛治疗；失去手术和放化疗机会，或拒绝手术和放化疗者。

2.禁忌证

椎体超过2/3骨破坏，消融后严重影响椎体负重，有截瘫风险者；肿瘤邻近关节、大血管、神经干，消融可能影响其功能者；弥漫性转移者；凝血功能障碍者。

（二）骨肿瘤经皮骨成形术

在影像技术引导下经皮穿刺病变骨骼，将骨水泥注射到骨骼病变区域，从而达到加固骨骼，灭活肿瘤，达到缓解疼痛的目的。目前临床上多采用经皮椎体成形术及经皮骨成形术。

六、放疗相关骨代谢紊乱的防治

放疗通过电离辐射作用于细胞DNA损伤导致肿瘤死亡，能有效治疗恶性肿瘤，并有效缓解患者的临床症状，但是放疗的生物物理效也可能对暴露的周围器官和组织的产生毒性。放疗对骨骼的急性影响包括炎症和骨髓抑制，放射治疗可能引起"疼痛急性发作"，这主要是由于炎性细胞因子的释放和肿瘤反应有关。糖皮质激素可有效预防放疗相关疼痛发作和治疗基线肿瘤相关骨痛。但需要警惕糖皮质激素防治所致的糖代谢紊乱或GIOP。

放疗的晚期骨骼副反应对儿童来说最严重，他们可能因骨骼生长受损而出现畸形。骨质疏松症和肿瘤相关的骨软化可能会增加症状性骨折，尤其是肋骨、股骨和骨盆骨转移的风险。骨盆功能不全骨折在女性、老年人和其他体重指数或骨密度低的人中更为常见。椎体骨折可能在脊柱转移瘤放疗后数周至数月发生，这些往往是亚急性反应而不是晚期反应，主要原因是肿瘤细胞死亡造成的不稳定，然而，肿瘤进展的风险超过了放疗带来的风险。另外，接受放疗的患者可能由于唾液分泌减少及牙釉质和牙本质-牙釉质连接处的脱矿质而有患龋齿的风险，但是大多数患者通过保守治疗改善。建议放疗前后进行牙科评估，以及包括局部应用氟化物托盘在内的干预措施。有临床前研究表明使用延长疗程的维生素E、氯膦酸盐、抗生素和糖皮质激素去除失活组织具有良好的疗效。

肿瘤治疗引起骨代谢紊乱的防治需要整合放射治疗师、剂量师、肿瘤学专家和临床医生的工作，以优化工作流程并确保患者安全。随着免疫治疗、新手术技术和大分割放射计划的不断进步，放射治疗毒性的认识也在不断提高。建议进行放射肿瘤学咨询，以协助诊断和管理放疗相关毒性；审查包含器官剂量的放疗计划。

七、化疗相关骨代谢紊乱的防治

肿瘤患者容易发生骨转移以及骨代谢紊乱引发的骨相关事件（skeletal related events，SREs）。SREs 不仅降低患者的生活质量，还增加患者的经济负担和死亡率。因此，在积极治疗原发病灶的同时，如何降低 SREs 的发生率或延缓 SREs 的发生显得尤为重要。

许多传统肿瘤化疗药物，如甲氨蝶呤、5 氟尿嘧啶（5-fluorouracil，5-Fu）和 6-硫嘌呤（6-MP）本质是代谢抑制剂，同样可能对骨代谢有不同程度影响。骨髓抑制是化疗最常见副作用，严重程度和持续时间与化疗药物的类型、剂量、联合用药以及患者本身因素相关。

八、靶向治疗相关骨代谢紊乱防治

靶向药物（如：索拉非尼、舒尼替尼、伊马替尼和尼洛替尼）治疗肿瘤时可导致继发性甲旁亢，特征是血清磷减少、尿钙浓度下降，甲状旁腺素（PTH）增高，血清钙浓度正常或减少。常规生化监测并非必需，但低维生素D与甲旁亢协同有助于索拉非尼诱导的肌肉减少症，致骨软化。补充维生素D对低磷血症和PTH浓度改善有帮助。低磷血症经常发生在伊维莫司治疗中，在HDAC、MEK和ALK抑制剂中也有报道。抗癌协会专家组认为规律监测是有必要的，并给予磷的补充，只有严重病例需要中断ICIs药物治疗。多个III期临床试验数据显示，地舒单抗在乳腺癌、前列腺癌、肺癌等实体瘤和多发性骨髓瘤中，均具有延长患者首次发生SRE时间、降低多次SRE风险、延缓疼痛等疗效。研究显示，与唑来膦酸组相比，地舒单抗组的骨转换指标降低更明显，中重度疼痛的出现显著推迟，且健康相关生命质量（HRQoL）得到有临床意义改善的患者构成比增加。地舒单抗的不良反应类型与唑来膦酸无明显差异。在乳腺癌患者、前列腺癌等实体瘤患者和多发性骨髓瘤患者中，地舒单抗组的肾脏损害、急性期反应、疼痛等相关不良反应发生率低于唑来膦酸组。

九、免疫治疗相关骨代谢紊乱防治

免疫治疗药物为肿瘤治疗提供了新的治疗选择。免疫治疗相较于传统的放化疗和手术治疗的疗效更好，不良反应更小，尤其适用于不适合手术且有广泛转移风险的恶性肿瘤患者。目前免疫检查点抑制剂（ICIs）治疗已逐步成为多种实体瘤的新的治疗标准。免疫检测点抑制剂还有可能为患者带来一系列的毒副作用，包括前述章节的内分泌毒性，如垂体炎和甲状腺功能障碍等，还包括骨代谢紊乱等不良反应。肿瘤细胞本身和免疫治疗可能破坏成骨细胞与破骨细胞之间的平衡，不断地促进骨吸收，导致骨骼变得疏松，引发一系列SRE发生。双膦酸盐和地舒单抗（denosumab，D-mab）在预防SREs发生方面，患者均可从治疗中受益。

参考文献

1. Abudawood M. Diabetes and cancer：A comprehensive review. J Res Med Sci，2019，24：94.

2. He S，Wang J，Shen X，et al. Cancer and its predictors in Chinese adults with newly diagnosed diabetes and impaired glucose tolerance（IGT）：a 30-year follow-up of the Da Qing IGT and Diabetes Study. Br J Cancer，2022，127（1）：102-108.

3. Supabphol S，Seubwai W，Wongkham S，et al. High glucose：an emerging association between diabetes mellitus and cancer progression. J Mol Med（Berl），2021，99（9）：1175-1193.

4. Yao D，GangYi Y，QiNan W. Autophagic dysfunction of β cell dysfunction in type 2 diabetes，a double-cdgcd sword. Genes Dis，2021，8（4）：438-447.

5. Cheung K S，Chan E W，Chen L，et al. Diabetes Increases Risk of Gastric Cancer After Helicobacter pylori Eradication：A Territory-Wide Study With Propensity Score Analysis. Diabetes Care，2019，42（9）：1769-1775.

6. Nie J，Wang J，Aune D，et al. Association between employment status and risk of all-cause and cause-specific mortality：a population-based prospective cohort study. J Epidemiol Community Health，2020，74（5）：428-436.

7. 朱大龙，等.中华医学会糖尿病学分会.中国2型糖尿病防治指南（2020版）.中华糖尿病杂志，2021，13（4）：317-409.

8. 周琦，等.中国抗癌协会肿瘤内分泌专业委员会.肿瘤相关性高血糖管理指南（2021年版）.中国癌症杂志，2021，31（07）：651-688.

9. Danlan Pu，Ling Li，Jingxia Yin，et al. Circulating ANGPTL8 is Associated with the Presence of Metabolic Syndrome and Insulin Resistance in Polycystic ovary syndrome Young Women. Mediators of Inflammation，2019，2019：6321427.

10. 吴绮楠，童南伟.《肿瘤相关性高血糖管理指南（2021年版）》解读.中国癌症杂志，2021，31（12）：1153-1161.

11. Akirov A，Grossman A，Shochat T，et al. Mortality among hospitalized patients with hypoglycemia：insulin

related and noninsulin related. J Clin Endocrinol Metab,
2017, 102: 416-424.

12. Pu D, Lei X, Leng W, et al. Lower limb arterial inter-
vention or autologous platelet-rich gel treatment of dia-
betic lower extremity arterial disease patients with foot ul-
cers. Ann Transl Med, 2019, 7 (18): 485.

13. Sheng Qiu, Zerong Liang, Qinan Wu, et al. Hepatic
lipid accumulation induced by a high-fat diet is regulat-
ed by Nrf2 through multiple pathways. FASEB J, 2022,
36: e22280.

14. Fayfman M, Galindo R J, Rubin D J, et al. A random-
ized controlled trial on the safety and efficacy of exena-
tide therapy for the inpatient management of general med-
icine and surgery patients with type 2 diabetes. Diabetes
Care, 2019, 42: 450-456.

15. Pérez-Belmonte L M, Osuna-Sánchez J, Millán-
Gómez M, et al. Glycaemic efficacy and safety of lina-
gliptin for the management of non-cardiac surgery pa-
tients with type 2 diabetes in a real-world setting: Lina-
Surg study. Ann Med, 2019, 51: 252-261.

16. Vellanki P, Rasouli N, Baldwin D, et al. Linagliptin Inpatient Research Group. Glycaemic efficacy and safety of linagliptin compared to basal-bolus insulin regimen in patients with type 2 diabetes undergoing non-cardiac sur gery: a multicenter randomized clinical trial. Diabetes Obes Metab, 2019, 21: 837-843.

17. Moghissi E, Inzucchi S. The evolution of glycemic control in the hospital setting. In Managing Diabetes and Hyperglycemia in the Hospital Setting. Draznin B, Ed. Alexandria, VA, American Diabetes Association, 2016: 1-10.

18. DemmaL J, Carlson K T, DugganE W, et al. Effect of basal insulin dosage on blood glucose concentration in ambulatory surgery patients with type 2 diabetes. J Clin Anesth, 2017, 36: 184-188.

19. Umpierrez G E, Smiley D, Hermayer K, et al. Randomized study comparing a basal-bolus with a basal plus correction insulin regimen for the hospital management of medical and surgical patients with type 2 diabetes: basal plus trial. Diabetes Care, 2013, 36: 2169-2174.

20. Umpierrez G E, Smiley D, Jacobs S, et al. Random-ized study of basal-bolus insulin therapy in the inpatient management of patients with type 2 diabetes undergoing general surgery（RABBIT 2 surgery）. Diabetes Care, 2011, 34: 256-261.

21. Jiang J, Pu D, Hu R, et al. Evaluation of the Efficacy of the Hospital Glycemic Management System for Pa-tients with Malignant Tumors and Hyperglycemia. Diabe-tes, Metabolic Syndrome and Obesity: Targets and Therapy, 2021, 14: 2717-2725.

22. Hsia E, Seggelke S A, Gibbs J, et al. Comparison of 70/30 biphasic insulin with glargine/lispro regimen in non-critically ill diabetic patients on continuous enteral nutri-tion therapy. Nutr Clin Pract, 2011, 26: 714-717.

23. Lei X, Wu Q, Leng W, et al. Exenatide reduces cardio-myocyte apoptosis by stimulating adiponectin secretion and activating APPL1-AMPK-PPARα axis. Ann Transl Med, 2019, 7（14）: 326.

24. Vellanki P, Umpierrez G E. Diabetic ketoacidosis: a common debut of diabetes among African Americans with

type 2 diabetes. Endocr Pract, 2017, 23: 971-978.

25. Harrison V S, Rustico S, Palladino A A, et al. Glargine co-administration with intravenous insulin in pediatric diabetic ketoacidosis is safe and facilitates transition to a subcutaneous regimen. Pediatr Diabetes, 2017, 18: 742-748.

26. Leng W, Jiang J, Chen B, et al. Metformin and malignant tumors: Not over the hill. Diabetes, Metabolic Syndrome and Obesity: Targets and Therapy, 2021, 2021, 14: 3673-3689.

27. Kitabchi A E, Umpierrez G E, Fisher J N, et al. Thirty years of personal experience in hyperglycemic crises: diabetic ketoacidosis and hyperglycemic hyperosmolar state. J Clin Endocrinol Metab, 2008, 93: 1541-1552.

28. GBD 2017 Disease and Injury Incidence and Prevalence Collaborators. Global, regional, and national incidence, prevalence, and years lived with disability for 354 diseases and injuries for 195 countries and territories, 1990-2017: a systematic analysis for the Global Burden of Disease Study 2017. Lancet, 2018, 392:

1789-1858.

29. Cho N H, Shaw J E, Karuranga S, et al. IDF Diabetes Atlas: global estimates of diabetes prevalence for 2017 and projections for 2045. Diabetes Res Clin Pract, 2018, 138: 271-281.

30. Leng W, Pu D, Jiang J, et al. Effect of Metformin on Breast Density in Overweight/ Obese Premenopausal Women. Diabetes, Metabolic Syndrome and Obesity: Targets and Therapy, 2021, 14: 4423-4432.

31. GBD 2017 Causes of Death Collaborators. Global, regional, and national age-sex-specific mortality for 282 causes of death in 195 countries and territories, 1980-2017: a systematic analysis for the Global Burden of Disease Study 2017. Lancet, 2018, 392: 1736-1788.

32. American Diabetes A. Diabetes Technology: Standards of Medical Care in Diabetes-2021. Diabetes Care, 2021, 44 (Suppl 1): S85-S99.

33. Liu C, QiNan W, XiaoTian L, et al. TERT and Akt Are Involved in the Par-4-Dependent Apoptosis of Islet β Cells in Type 2 Diabetes. J Diabetes Res, 2018,

2018：7653904.

34.Gillies R J，Pilot C，Marunaka Y，et al. Targeting acidity in cancer and diabetes. Biochim Biophys Acta Rev Cancer，2019，1871（2）：273-280.

35.DL Pu，J Jiang，C Song，et al. Evaluation of the Efficacies of Liraglutide and Glargine in Type 2 Diabetes Patients with Malignant Tumors Treated with Glucocorticoids. Indian Journal of Pharmaceutical Sciences，2021，83（7）：168-177.

36.Lei X，Qiu S，Yang G，et al. Adiponectin and metabolic cardiovascular diseases：Therapeutic opportunities and challenges，Genes & Diseases，https：//doi. org / 10.1016/j.gendis.2022.10.018.

37.胡铭洋，吴绮楠，吴永忠.肝癌的靶向和免疫治疗.重庆医科大学学报，2019，44（12）：1547-1552，1524.

38.王任直，金自孟，等.中华医学会糖尿病学分会.中华医学会神经外科学分会.中国肢端肥大症诊治指南（2013版）.中国实用内科杂志，2013，33（7）：519-529.

39. Qinan W, Ling Z, Bing C. The Influence of the Telo-mere-Telomerase System on Diabetes Mellitus and its Vascular Complications. Expert Opin Ther Targets, 2015, 19 (6): 849-864.

40. Puzanox I, Diab A, Abdallah K, et al. Managing toxicities associated with immune checkpoint inhibitors: consensus recommendations from the Society for Immunotherapy of Cancer (SITC) Toxicity Management Working Group. Jhnniunother Cancer, 2017, 5 (1): 95.

41. Mifsud S, Schembri E L, Gruppetta M. Stress-induced hyperglycaemia. Br J Hosp Med (Lond), 2018, 79 (11): 634-639.

42. Wang C R, Tsai H W. Anti- and non-tumor necrosis factor-alpha-targeted therapies effects on insulin resistance in rheumatoid arthritis, psoriatic arthritis and ankylosing spondylitis. World J Diabetes, 2021, 12 (3): 238-260.

43. Groot H J, Gietema J A, Aleman B M P, et al. Risk of diabetes after para-aortic radiation for testicular cancer. Br J Cancer, 2018, 119 (7): 901-907.

44. Vergès B. mTOR and Cardiovascular Diseases. Transplantation, 2018, 102 (2S): S47-S49.

45. Huang X, Liu G, Guo J, et al. The PI3K/Akt pathway in obesity and type 2 diabetes. International Journal of Biological Sciences, 2018, 14 (11): 1483-1496.

46. Deligiorgi M V, Trafalis D T. The Clinical Relevance of Hypothyroidism in Patients with Solid Non-Thyroid Cancer: A Tantalizing Conundrum. Journal of clinical medicine, 2022, 11 (12).

47. Fröhlich E, Wahl R. Mechanisms in endocrinology: Impact of isolated TSH levels in and out of normal range on different tissues. European journal of endocrinology, 2016, 174 (2): 29-41.

48. Wu Z, Xi Z, Xiao Y, et al. TSH-TSHR axis promotes tumor immune evasion. Journal for immunotherapy of cancer, 2022, 10 (1).

49. Tosovic A, Bondeson A G, Bondeson L, et al. T3 levels in relation to prognostic factors in breast cancer: a population-based prospective cohort study. BMC cancer, 2014, 14: 536.

50. Journy N M Y, Bernier M O, Doody M M, et al. Hyper-thyroidism, Hypothyroidism, and Cause-Specific Mortality in a Large Cohort of Women. Thyroid: official journal of the American Thyroid Association, 2017, 27 (8): 1001-1010.

51. Søgaard M, Farkas D K, Ehrenstein V, et al. Hypothyroidism and hyperthyroidism and breast cancer risk: a nationwide cohort study. European journal of endocrinology, 2016, 174 (4): 409-414.

52. Petranović Ovčariček P, Verburg F A, Hoffmann M, et al. Higher thyroid hormone levels and cancer. European journal of nuclear medicine and molecular imaging, 2021, 48 (3): 808-821.

53. Chan Y X, Knuiman M W, Divitini M L, et al. Lower TSH and higher free thyroxine predict incidence of prostate but not breast, colorectal or lung cancer. European journal of endocrinology, 2017, 177 (4): 297-308.

54. Puhr H C, Wolf P, Berghoff A S, et al. Elevated Free Thyroxine Levels Are Associated with Poorer Overall Survival in Patients with Gastroesophageal Cancer: A Ret-

rospective Single Center Analysis. Hormones & cancer,
2020, 11（1）：42-51.

55.L'Heureux A，Wieland D R，Weng C H，et al. Associa-
tion Between Thyroid Disorders and Colorectal Cancer
Risk in Adult Patients in Taiwan. JAMA network open,
2019，2（5）：e193755.

56. Krashin E，Piekiełko-Witkowska A，Ellis M，et al.
Thyroid Hormones and Cancer：A Comprehensive Re-
view of Preclinical and Clinical Studies. Frontiers in en-
docrinology，2019，10：59.

57.Ross D S，Burch H B，Cooper D S，et al. 2016 Ameri-
can Thyroid Association Guidelines for Diagnosis and
Management of Hyperthyroidism and Other Causes of
Thyrotoxicosis. Thyroid：official journal of the American
Thyroid Association，2016，26（10）：1343-1421.

58. Cabanillas M E，McFadden D G，Durante C. Thyroid
cancer. Lancet （London，England）, 2016，388
（10061）：2783-2795.

59.Tran T V，Kitahara C M，de Vathaire F，et al.N. Thy-
roid dysfunction and cancer incidence：a systematic re-

view and meta-analysis. Endocrine-related cancer, 2020, 27（4）: 245-259.

60. Haugen B R, Alexander E K, Bible K C, et al. 2015 American Thyroid Association Management Guidelines for Adult Patients with Thyroid Nodules and Differentiated Thyroid Cancer: The American Thyroid Association Guidelines Task Force on Thyroid Nodules and Differentiated Thyroid Cancer. Thyroid: official journal of the American Thyroid Association, 2016, 26（1）: 1-133.

61. Malchiodi E, Profka E, Ferrante E, et al. Thyrotropin-secreting pituitary adenomas: outcome of pituitary surgery and irradiation. The Journal of clinical endocrinology and metabolism, 2014, 99（6）: 2069-2076.

62. Papi G, Fadda G, Corsello S M, et al. Metastases to the thyroid gland: prevalence, clinicopathological aspects and prognosis: a 10-year experience. Clinical endocrinology, 2007, 66（4）: 565-571.

63. Straccia P, Mosseri C, Brunelli C, et al. Diagnosis and Treatment of Metastases to the Thyroid Gland: a Meta-Analysis. Endocrine pathology, 2017, 28（2）: 112-

120.

64.Lewis S C，D'Cruz A K，Joshi A，et al. Thyroid Mass：Metastasis from Nasopharyngeal Cancer - An Unusual Presentation. Indian journal of palliative care，2017，23（1）：104-108.

65.Nixon I J，Coca-Pelaz A，Kaleva A I，et al. Metastasis to the Thyroid Gland：A Critical Review. Annals of surgical oncology，2017，24（6）：1533-1539.

66.Surov A，Machens A，Holzhausen H J，et al. Radiological features of metastases to the thyroid. Acta radiologica（Stockholm，Sweden：1987），2016，57（4）：444-450.

67.Piantanida E，Ippolito S，Gallo D，et al. The interplay between thyroid and liver：implications for clinical practice. Journal of endocrinological investigation，2020，43（7）：885-899.

68.Park M H，Cho J S，Lee J S，et al. Thyroid gland metastasis arising from primary liver cholangiocarcinoma：The first case report involving surgical operation. International journal of surgery case reports，2012，3（2）：

78-81.

69. Darvish L，Ghorbani M，Teshnizi S H，et al. Evaluation of thyroid gland as an organ at risk after breast cancer radiotherapy：a systematic review and meta-analysis. Clinical & translational oncology：official publication of the Federation of Spanish Oncology Societies and of the National Cancer Institute of Mexico，2018，20（11）：1430-1438.

70. Jereczek-Fossa B A，Alterio D，Jassem J，et al. Radiotherapy-induced thyroid disorders. Cancer treatment reviews，2004，30（4）：369-384.

71. Prpic M，Kruljac I，Kust D，et al. Dose-volume derived nomogram as a reliable predictor of radiotherapy-induced hypothyroidism in head and neck cancer patients. Radiology and oncology，2019，53（4）：488-496.

72. 杨涛、赵家军、等.中华医学会内分泌学分会免疫内分泌学组.免疫检查点抑制剂引起的内分泌系统免疫相关不良反应专家共识（2020）.中华内分泌代谢杂志，2021，37（01）：1-16.

73. Mortezaee K, Ahmadi A, Haghi-Aminjan H, et al. Thyroid function following breast cancer chemotherapy: A systematic review. Journal of cellular biochemistry 2019; 120 (8): 12101-12107.

74. Trenker R, Jura N. Receptor tyrosine kinase activation: From the ligand perspective. Current opinion in cell biology, 2020, 63: 174-185.

75. Lechner M G, Vyas C M, Hamnvik O R, et al. Hypothyroidism During Tyrosine Kinase Inhibitor Therapy Is Associated with Longer Survival in Patients with Advanced Nonthyroidal Cancers. Thyroid: official journal of the American Thyroid Association, 2018, 28 (4): 445-453.

76. Basolo A, Matrone A, Elisei R, et al Effects of tyrosine kinase inhibitors on thyroid function and thyroid hormone metabolism. Seminars in cancer biology, 2022, 79: 197-202.

77. Fallahi P, Ferrari S M, Vita R, et al. Thyroid dysfunctions induced by tyrosine kinase inhibitors. Expert opinion on drug safety, 2014, 13 (6): 723-733.

78. Valerio L, Bottici V, Matrone A, et al. Medullary thyroid cancer treated with vandetanib: predictors of a longer and durable response. Endocrine-related cancer, 2020, 27 (2): 97-110.

79. Sherman S I, Gopal J, Haugen B R, et al. Central hypothyroidism associated with retinoid X receptor-selective ligands. The New England journal of medicine, 1999, 340 (14): 1075-1079.

80. Shi Y, Fang J, Zhou C, et al. Immune checkpoint inhibitor-related adverse events in lung cancer: Real-world incidence and management practices of 1905 patients in China. Thoracic cancer, 2022, 13 (3): 412-422.

81. Chang L S, Barroso-Sousa R, Tolaney S M, et al. Endocrine Toxicity of Cancer Immunotherapy Targeting Immune Checkpoints. Endocrine reviews, 2019, 40 (1): 17-65.

82. 武凌鸽, 徐燕, 李乃适. 免疫检查点抑制剂相关甲状腺毒症. 协和医学杂志, 2021, 12 (1): 129-135.

83. Louis David N, PerryArie, Wesseling Pieter, et al. The

2021 WHO Classification of Tumors of the Central Nervous System: a summary. Neuro Oncol, 2021, 23: 1231-1251.

84. Higham Claire E, Johannsson Gudmundur, Shalet Stephen M. Hypopituitarism. Lancet, 2016, 388: 2403-2415.

85. Margaret C S, Boguszewski, Cesar L, et al. Safety of growth hormone replacement in survivors of cancer and intracranial and pituitary tumors: a consensus statement. Eur J Endocrinol, 2022, 186 (6): P35-P52.

86. Prodam Flavia, Caputo Marina, Mele Chiara et al. Insights into non-classic and emerging causes of hypopituitarism. Nat Rev Endocrinol, 2021, 17: 114-129.

87. Wright Jordan J, Powers Alvin C, Johnson Douglas B, Endocrine toxicities of immune checkpoint inhibitors. Nat Rev Endocrinol, 2021, 17: 389-399.

88. Xiang Boni, Zhu Xiaoming, He Min et al. Pituitary Dysfunction in Patients with Intracranial Germ Cell Tumors Treated with Radiotherapy. Endocr Pract, 2020, 26: 1458-1468.

89. 卢琳，陆召麟.库欣综合征患者围手术期的糖皮质激素替代治疗现状及应用策略.中华医学杂志，2020，100（36）：2801-2803.

90. Fleseriu M，Auchus R，Bancos I，et al. Consensus on diagnosis and management of Cushing's disease：a guideline update. Lancet Diabetes Endocrinol，2021，9（12）：847-875.

91. Tabarin A，Assie G，Barat P，et al. Consensus statement by the French Society of Endocrinology（SFE）and French Society of Pediatric Endocrinology & Diabetology（SFEDP）on diagnosis of Cushing's syndrome. Ann Endocrinol（Paris），2022，83（2）：119-141.

92. Braun LT，Vogel F，Zopp S，et al. Whom Should We Screen for Cushing Syndrome? The Endocrine Society Practice Guideline Recommendations 2008 Revisited. J Clin Endocrinol Metab，2022，107（9）：e3723-e3730.

93. Naruse M，Katabami T，Shibata H，et al. Japan Endocrine Society clinical practice guideline for the diagnosis and management of primary aldosteronism 2021. Endocr

J，2022，69（4）：327-359.

94. Mulatero P，Monticone S，Deinum J，et al. Genetics，prevalence，screening and confirmation of primary aldosteronism：a position statement and consensus of the Working Group on Endocrine Hypertension of The European Society of Hypertension. J Hypertens，2020，38（10）：1919-1928.

95. 吴绮楠.法国内分泌协会关于免疫治疗的内分泌副反应指导意见解读.重庆医科大学学报，2019，44（12）：1529-1534，1524.

96. Ambrosini V，Kunikowska J，Baudin E，et al. Consensus on molecular imaging and theranostics in neuroendocrine neoplasms. Eur J Cancer，2021，146：56-73.

97. Fishbein L，Del Rivero J，Else T，et al. The North American Neuroendocrine Tumor Society Consensus Guidelines for Surveillance and Management of Metastatic and/or Unresectable Pheochromocytoma and Paraganglioma. Pancreas，2021，50（4）：469-493.

98. Garcia-Carbonero R，Matute Teresa F，Mercader-Cidoncha E，et al. Multidisciplinary practice guidelines

for the diagnosis，genetic counseling and treatment of pheochromocytomas and paragangliomas. Clin Transl Oncol，2021，23（10）：1995-2019.

99. Cambos S，Tabarin A. Management of adrenal incidentalomas：Working through uncertainty. Best Pract Res Clin Endocrinol Metab，2020，34（3）：101427.

100. Fassnacht M，Arlt W，Bancos I，et al. Management of adrenal incidentalomas：European Society of Endocrinology Clinical Practice Guideline in collaboration with the European Network for the Study of Adrenal Tumors. Eur J Endocrinol，2016，175（2）：G1-G34.

101. Zahedi M，HizomiArani R，Tohidi M，et al. Nasopharyngeal B-cell lymphoma with pan-hypopituitarism and oculomotor nerve palsy：a case report and review of the literature. BMC Endocr Disord，2020，20（1）：163.

102. 吴永忠，吴绮楠，蒲丹岚，等.免疫检查点抑制剂主要内分泌不良反应急症处理中国专家共识.重庆医科大学学报，2023，48（01）：1-12.

103. Reznik Y，Barat P，Bertherat J，et al. SFE/SFEDP adrenal insufficiency French consensus：Introduction

and handbook. Ann Endocrinol (Paris), 2018, 79 (1): 1-22.

104.Oshino S, Saitoh Y, Kinoshita M, et al. Characteristics of Nonfunctioning Pituitary Adenomas That Cause Secondary Adrenal Insufficiency. World Neurosurg, 2021, 153: e275-e281.

105.Husebye E S, Pearce S H, Krone N P, et al. Adrenal insufficiency. Lancet, 2021, 397 (10274): 613-629.

106.Hahner S, Ross R J, Arlt W, et al. Adrenal insufficiency. Nat Rev Dis Primers, 2021, 7 (1): 19.

107.Kennedy L B, Salama A K S. A review of cancer immunotherapy toxicity. CA Cancer J Clin, 2020, 70 (2): 86-104.

108.Wright J J, Powers A C, Johnson D B. Endocrine toxicities of immune checkpoint inhibitors. Nat Rev Endocrinol, 2021, 17 (7): 389-399.

109.Broersen L H, Pereira A M, Jorgensen J O, et al. Adrenal Insufficiency in Corticosteroids Use: Systematic Review and Meta-Analysis. J Clin Endocrinol Metab,

2015, 100（6）：2171-2180.

110. Han H S, Park J C, Park S Y, et al. A Prospective Multicenter Study Evaluating Secondary Adrenal Suppression After Antiemetic Dexamethasone Therapy in Cancer Patients Receiving Chemotherapy: A Korean South West Oncology Group Study. Oncologist, 2015, 20（12）：1432-1439.

111. Colombo C, De Leo S, Di Stefano M, et al. Primary Adrenal Insufficiency During Lenvatinib or Vandetanib and Improvement of Fatigue After Cortisone Acetate Therapy. J Clin Endocrinol Metab, 2019, 104（3）：779-784.

112. Abdel-Rahman O. Impact of postoperative radiotherapy on the outcomes of resected adrenocortical carcinoma-a real-world, population-based study. Strahlenther Onkol, 2022, 198（1）：73-79.

113. Franzese C, Stefanini S, Massaro M, et al. Phase II trial of stereotactic body radiation therapy on adrenal gland metastases: evaluation of efficacy and impact on hormonal production. J Cancer Res Clin Oncol, 2021,

147（12）：3619-3625.

114.Oktay K，Harvey B E，Partridge A H，et al. Fertility Preservation in Patients With Cancer：ASCO Clinical Practice Guideline Update. J Clin Oncol，2018，36（19）：1994-2001.

115.Nguyen Q N，Zerafa N，Liew S H，et al. Cisplatin-and cyclophosphamide-induced primordial follicle depletion is caused by direct damage to oocytes. Mol Hum Reprod，2019，25（8）：433-444.

116.Gracia C R，Sammel M D，Freeman E，et al. Impact of cancer therapies on ovarian reserve. Fertil Steril，2012，97（1）：134-140.e1.

117.阮祥燕.卵巢组织冻存与移植中国专家共识.中国临床医师杂志，2018，46（04）：496-500.

118.Wallace W H，Thomson A B，Saran F，et al. Predicting age of ovarian failure after radiation to a field that includes the ovaries. Int J Radiat Oncol Biol Phys，2005，62（3）：738-744.

119.Hwang J H，Yoo H J，Park S H，et al. Association between the location of transposed ovary and ovarian function in patients with uterine cervical cancer treated with （postoperative or primary） pelvic radiotherapy. Fertil Steril，2012，97（6）：1387-1393.e1-2.

120.Xu H，Guo C，Zhang X，et al. Significance of ovarian transposition in the preservation of ovarian function for young cervical cancer patients undergoing postoperative volumetric modulated radiotherapy. Ann Transl Med，2021，9（23）：1717.

121.Lv X J，Cheng X L，Tu Y Q，et al. Association between the location of transposed ovary and ovarian dose in patients with cervical cancer treated with postoperative pelvic radiotherapy. Radiat Oncol，2019，16；14（1）：230.

122.周琦，张师前，王晓红，等.乳腺癌内分泌辅助治疗相关子宫内膜病变管理指南（2021年版）.中国实用妇科与产科杂志，2021，37（08）：815-820.

123.Mourad W F，Packianathan S，Yan W，et al. Reliable Radiation Technique to Minimize Ovarian Dose During Radiation Prophylaxis of Heterotopic Ossification. Anticancer Res，2017，37（12）：6929-6935.

124.王玉东，王颖梅，王建东，等.遗传性妇科肿瘤高风险人群管理专家共识（2020）.中国实用妇科与产科杂志，2020，36（09）：825-834.

125.Rambhatla A，Strug M R，De Paredes J G，et al. Fertility considerations in targeted biologic therapy with tyrosine kinase inhibitors：a review. Journal of assisted reproduction and genetics，2021，38（8）：1897-1908.

126.Salem W，Ho J R，Woo I，et al. Long-term imatinib diminishes ovarian reserve and impacts embryo quality. Journal of assisted reproduction and genetics，2020，37（6）：1459-1466.

127.Winship A L，Alesi L R，Sant S，et al. Checkpoint inhibitor immunotherapy diminishes oocyte number and quality in mice. Nature cancer，2022，3（8）：1-13.

128.李汉忠，等.中国医师协会泌尿外科分会.肾上腺皮质癌诊治专家共识.现代泌尿外科杂志，2021，26（11）：902-908.

129.张波，等.北京协和医院罕见病多学科协作组.米托坦治疗肾上腺皮质癌专家共识（2021）.协和医学杂志，2021，12（05）：674-683.

130.徐微.乳腺癌放疗对乳腺畸形的影响及额外边界设置的必要性分析.实用肿瘤杂志，2021，36（02）：149-153.

131.邹辣，吴绮楠.激素受体阳性乳腺癌的内分泌治疗.重庆医科大学学报，2021，46（01）：91-96.

132.段临涛，杨志杰，王茜.高频与彩色多普勒超声分析隆胸术后乳腺的结构变化与预后评估.赣南医学院学报，2014，34（02）：242-244.

133.Stamatiades G A，Carroll R S，et al. GnRH-A Key Regulator of FSH. Endocrinology，2019，160（1）：57-67.

134.Tirosh A，Benbassat C，Lifshitz A，et al. Hypopituitarism patterns and prevalence among men with macroprolactinomas. Pituitary，2015，18（1）：108-115

135.Daly A F，Beckers A. The epidemiology of pituitary adenomas. Endocrinol Metab Clin North Am，2020，49（3）：347-355.

136.母义明.垂体瘤诊治进展.解放军医学杂志，2017，42（07）：576-582.

137. 李磊，郭晖，杨润娇. 功能性促性腺激素瘤的诊治. 中华内分泌代谢杂志，2015，31（10）：921-924.

138. 黄健. 中国泌尿外科和男科疾病诊断和治疗指南（2019版）. 北京：科学出版社，2019：85-144.

139. Jayusman P A，Mohamed I N，Shuid A N. The Effects of Chemical Castration with Degarelix on Bone Turn-over：Densitometric and Biomechanics Bone Properties of Male Rats. Int J Endocrinol Metab，2018，16（3）：e64038.

140. Wang K，Tepper J E. Radiation therapy-associated tox-icity：Etiology，management，and prevention. CA Cancer J Clin，2021，71（5）：437-454.

141. Dunne E M，Fraser I M，Liu M，et al. Stereotactic body radiation therapy for lung，spine and oligometa-static disease：current evidence and future directions. Ann Transl Med，2018，6（14）：283.

142. 匡安仁，等. 中华医学会核医学分会转移性骨肿瘤治疗工作委员会. 氯化锶[89Sr]治疗转移性骨肿瘤专家共识（2017年版）. 中华核医学与分子影像杂志，2018，38（06）：412-415.

143. Ye X，Fan W J，Wang H，et al. Expert consensus workshop report：Guidelines for thermal ablation of primary and metastatic lung tumors（2018 edition）J Cancer Res Ther，2018，14（4）：730-744.

144. 郭卫.乳腺癌骨转移临床诊疗专家共识.中国肿瘤临床，2022，49（13）：660-669.

145. Dasari A，Shen C，Halperin D，et al. Trends in the incidence，prevalence，and survival outcomes in patients with neuroendocrine tumors in the United States. JAMA Oncol，2017，3（10）：1335-1342.

146. 陈洁，等.中国抗癌协会神经内分泌肿瘤专业委员会.中国抗癌协会神经内分泌肿瘤诊治指南（2022年版）.中国癌症杂志，2022（6）：545-580.

147. 叶定伟，等.中国抗癌协会泌尿男生殖系统肿瘤专业委员会.前列腺癌骨转移和骨相关疾病临床诊疗专家共识（2021版）.中华肿瘤杂志，2021，43（10）：1016-1026.

148. 梁赟，吉顺荣，虞先濬，陈洁.神经内分泌肿瘤药物临床试验进展.中国癌症杂志，2022，32（09）：757-764.